ulmer

Maria M. Kettenring • Anusati Thumm

Ätherische Öle in der Erkältungszeit

Schnelle Hilfe bei Husten, Schnupfen und grippalen Infekten

Inhalt

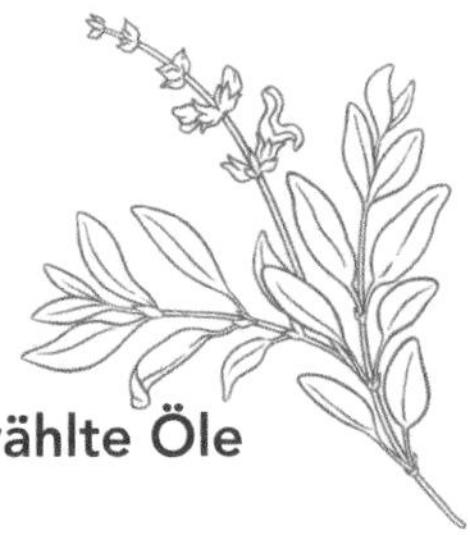

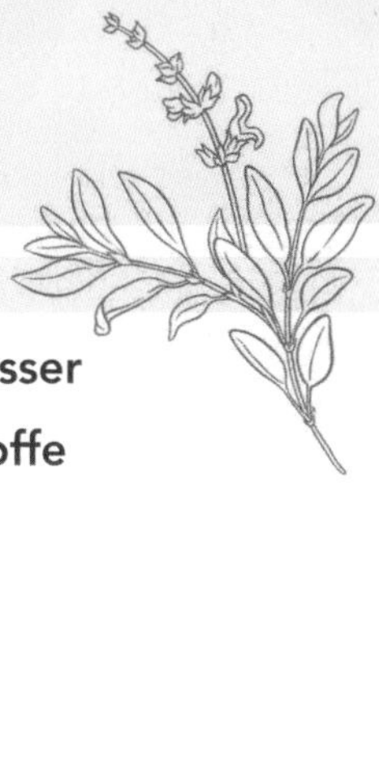

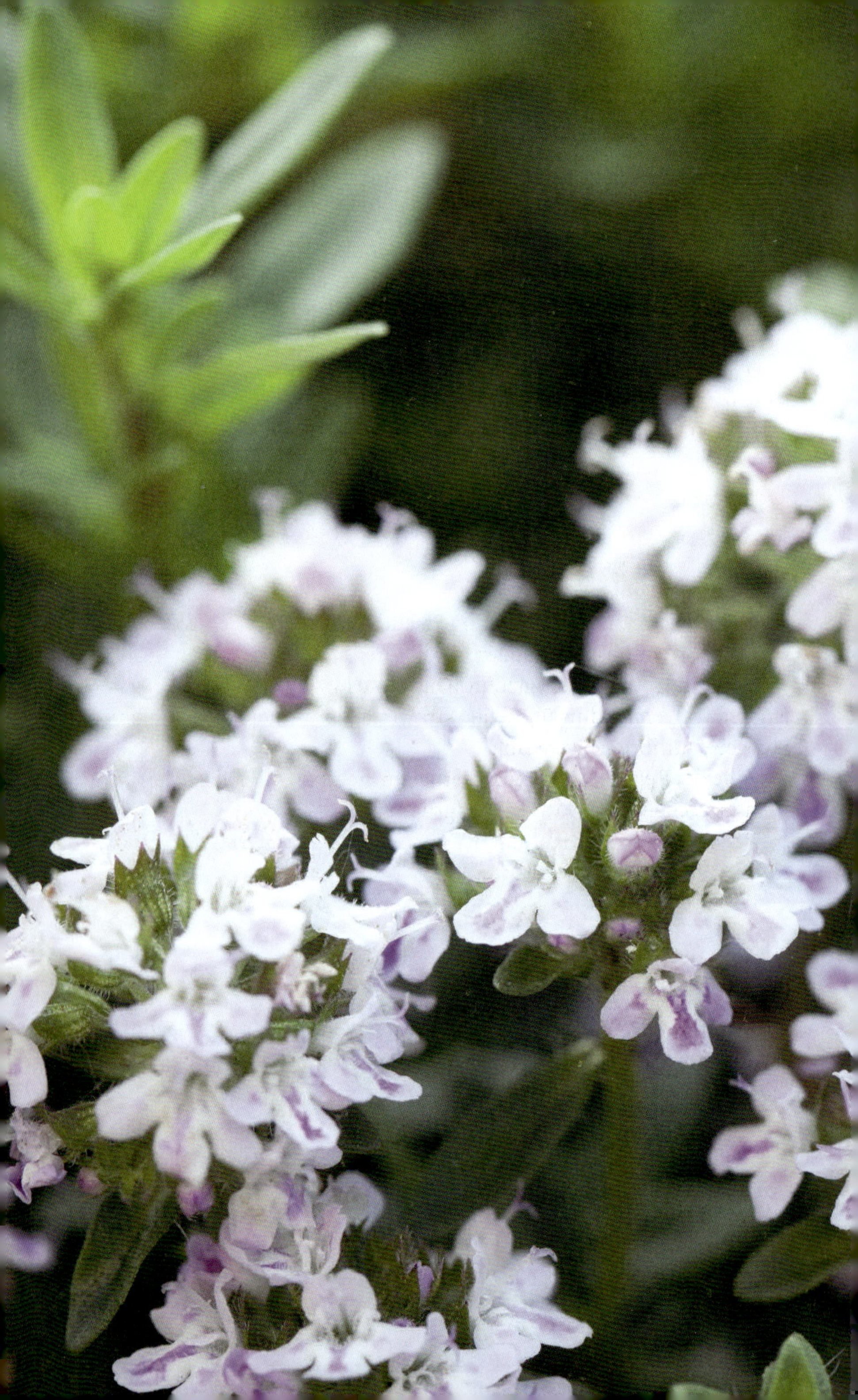

Einleitende Informationen zum Buch

Mit diesem Buch möchten wir Ihnen Wege zeigen, wie Sie einfach und unkompliziert ätherische Öle in Erkältungszeiten anwenden können. Um diese Zeiten so gesund wie möglich zu überstehen, finden Sie Rezepturen zur Stärkung des Immunsystems und zum Schutz vor ansteckenden Keimen. Kommt es dennoch zu ersten Anzeichen eines Infekts, lassen sich die naturreinen Pflanzenessenzen gezielt einsetzen, um den Verlauf möglichst schnell zu bremsen.
Ist eine Erkältungskrankheit nicht mehr aufzuhalten, braucht es die entsprechende Auswahl an Ölen, um den Verlauf der Erkrankung zu verkürzen und die Symptome zum Abklingen zu bringen. Das eine oder andere typische „Erkältungsöl" wird Ihnen bereits bekannt sein. So sind z. B. Thymian- und Eukalyptusöl durch ihre entzündungshemmende und schleimlösende Wirkung in vielen naturheilkundlich geprägten pharmazeutischen Produkten zu finden.
Da in diesem Buch die Heilwirkung der ätherischen Öle im Vordergrund steht, haben wir uns entschieden, die Öle den wichtigsten erkältungsrelevanten Wirkstoffgruppen zuzuordnen. Diese Informationen ermöglichen ein tieferes Verständnis über die Wirkweise der Öle und geben wichtige Hinweise für ihre Anwendung.
Mithilfe des Registers im Anhang erhalten Sie einen schnellen Zugriff auf die ätherischen Öle und Wirkstoffgruppen.
Im Hauptteil des Buches finden Sie viele Rezepturen, die für die ganze Familie in wenigen Schritten selbst gemischt werden können. Anwendungen für Kinder sind durch ein Bärchen-Icon gekennzeichnet und mit Altersangaben versehen.
Für den Einstieg reicht eventuell schon eine kleine Sammlung von drei bis fünf Ölen, um für die Erkältungszeit gut vorbereitet zu sein. Für eine erste Basisversorgung zum Kennenlernen empfehlen wir gerne *Cajeput*, *Lorbeerblätter*, *Thymian Thymol*, *Latschenkiefer* und *Zitrone* sowie zusätzlich *Lavandin* für Hygienemaßnahmen.

Wir wünschen Ihnen viel Erfolg bei der Anwendung der Öle.

Juli 2020, Anusati Thumm und Maria M. Kettenring

ERKÄLTUNGSKRANKHEITEN NATÜRLICH BEHANDELN MIT ÄTHERISCHEN ÖLEN

Erkältungskrankheiten zählen zu den häufigsten Erkrankungen weltweit. Am meisten betroffen sind Kinder zwischen 5–12 Jahren, da sich ihr Immunsystem erst ausbildet, und Menschen im höheren Alter, wenn die Immunkräfte nachlassen. Personen zwischen 40–60 Jahren sind laut Statistik am wenigsten anfällig.
Unser Immunsystem wird auch Abwehrsystem genannt. Ein Teil dieses Abwehrsystems sind unsere Nasen- und Rachenschleimhäute. Eine intakte Schleimhautflora ist in der Lage, Erreger abzufangen. Die schleimbildenden Becherzellen und das Flimmerepithel übernehmen die Reinigung und den Schutz dieses Abwehrsystems. Antibiotika, Rauchen, Allergene oder zu trockene Luft können die Schleimhaut schädigen und die Abwehr schwächen.
Da Erkältungen als „Bagatellerkrankungen" gelten, werden zahlreiche naturheilkundliche Medikamente nicht verschrieben, sodass die Betroffenen sich häufig selbst helfen. Bei Husten, Schnupfen und Heiserkeit sind Hausmittel wie Kräutertees, pflanzliche Präparate und Inhalationen die am meisten genutzten Heilmittel.

Unsere Atemwege

Das gesamte System der für die Atmung zuständigen Organe wird als Atmungsapparat oder Atemtrakt bezeichnet. Innerhalb des Systems wird zwischen den oberen und unteren Atemwegen unterschieden. Nase, Nasennebenhöhlen und der Rachenraum zählen zu den oberen Atemwegen, Kehlkopf, Luftröhre, Bronchien und die Lunge werden den unteren Atemwegen zugeordnet.
Atmen ist lebensnotwendig, um den Körper mit Sauerstoff zu versorgen. Atembewegungen sind ein automatischer Vorgang und unterliegen dem vegetativen Nervensystem. Wir können jedoch den Atem durch Sprechen oder Singen vertiefen. Bei Husten verengt und verkrampft sich die Atmung. Stimmungen, wie Angst oder Schrecken, beeinflussen unsere Atmung sehr stark, wir halten dann regelrecht die Luft an oder hyperventilieren.

Unter Stress atmen wir eher flach, was nach einer gewissen Zeit zu Angst und Engegefühl führen kann.

Über Viren und Bakterien

Viren sind infektiöse organische Mikroorganismen, die darauf programmiert sind, ihr Erbgut in andere Zellen einzuschleusen, um sich zu vermehren. Werden sie vom Körper abgewehrt, verändern sie sich und suchen neue Wege, einen Wirt zu befallen. Unser Körper kann darauf nur reagieren, indem er neue Abwehrmechanismen entwickelt. In der Regel sind uns die Viren aber immer einen Schritt voraus.
Viren sind keine Lebewesen, da sie keinen eigenen Stoffwechsel und keine eigene Reproduktion aufweisen, sondern auf den Stoffwechsel einer Wirtszelle angewiesen sind, in der sie sich vermehren können. Ansteckungen mit erkältungsrelevanten Viren erfolgen meistens durch Tröpfcheninfektionen (Husten, Niesen). Deshalb wird zu Abstand und Mund-Nasen-Schutz geraten. Zur Abwehr von Viren auf Oberflächen empfehlen sich Desinfektion und Handhygiene.
Krankheitserregende Viren können u. a. in behüllte (z. B. Influenzaviren) und unbehüllte Viren (z. B. Rhinoviren) unterteilt werden. Desinfektionsmittel werden aufgrund dieser Unterscheidung in begrenzt viruzid wirkende Mittel (wirksam gegen behüllte Viren) und viruzid wirkende Mittel (auch wirksam gegen unbehüllte Viren) eingeteilt.

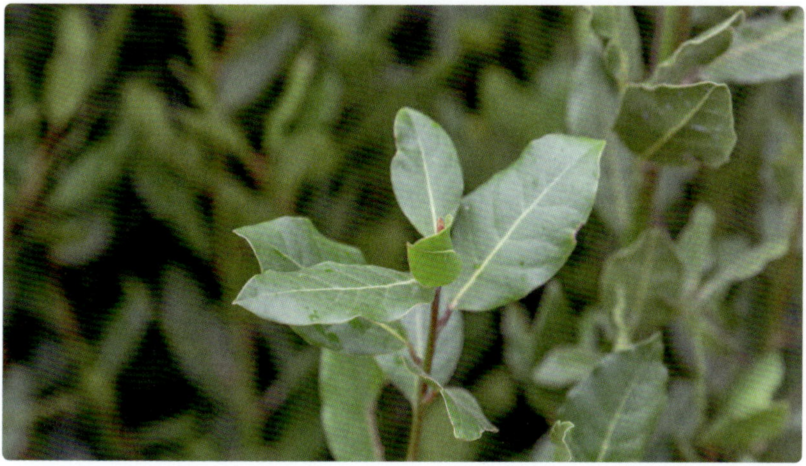

Wissenschaftlichen Studien über die antivirale Wirkung ätherischer Öle liegen vor allem zu Herpes-simplex-Viren vor. Erfahrungen haben jedoch gezeigt, dass die Anwendung ausgewählter ätherischer Öle bei der Behandlung von viralen Erkrankungen zu Erfolgen führt. Ätherische Öle die eine antivirale Wirkung zeigen sind in dem Kasten links aufgelistet.

Geeignete ätherische Öle bei viraler Infektion

Lorbeerblätter, Cajeput, Ravintsara, Eukalyptus globulus, Eukalyptus radiata, Zitrone, Latschenkiefer, Weißtanne, Salbei, Ysop, Thymian Thymol, Lemongrass, Melisse

Prof. Andreas Hensel von der Universität Münster vermutet, dass bestimmte ätherische Öle gegen behüllte Viren wirksam sein könnten, da die Virushülle durch die lipophilen Eigenschaften der Öle angreifbar ist. So hemmte beispielsweise ätherisches Lorbeerblätteröl bei einer Labor-Untersuchung das Wachstum von Corona-Sars-CoV-Viren stärker als andere untersuchte ätherische Öle. Da die typische Eintrittsforte für Viren (z. B. Influenzaviren) der Nasen-Rachen-Raum ist, schlägt Prof. Hensel vor, in „viralen Zeiten" Inhalationen, Gurgellösungen und Lutschtabletten, u. a. angereichert mit ätherischen Ölen, auszuprobieren (*Hensel, A.: ZPZ 2020*, siehe auch Anhang Seite 124).

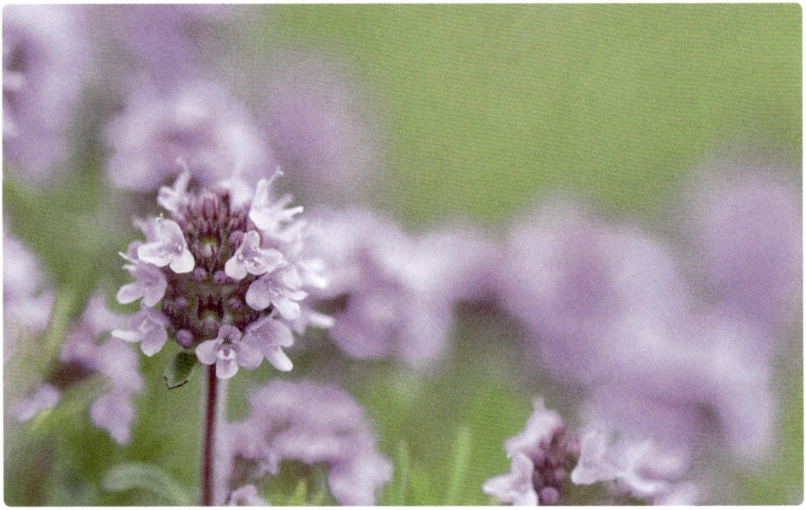

Bakterien sind Lebewesen, die in verschiedenen Formen (z. B. als kugelförmige Kokken oder Bacillus-Stäbchen) vorkommen. Sie vermehren sich durch Zellteilung.
Es gibt Bakterien, die Sauerstoff benötigen (aerob), Bakterien, die durch Sauerstoff zerstört werden (anaerob) und Bakterien, die tolerant gegenüber Sauerstoff sind. Bakterien werden außerdem in zwei Gruppen, die sich im Aufbau ihrer Zellwände unterscheiden, eingeteilt. Es handelt sich dabei um die sogenannten „grampositiven" und die „gramnegativen" Bakterien. Mithilfe des mikrobiologischen Verfahrens der Gram-Färbung lassen sich Bakterien unterscheiden und schneller mit einem passenden Antibiotikum behandeln.
Die Wirksamkeit ätherischer Öle gegen krankheitsauslösende Bakterien läßt sich mithilfe eines Aromatogramms prüfen: Lemongrassöl beispielsweise zeigt vor allem bei grampositiven Bakterien gute Wirkung, Nelkenknospenöl sogar bei grampositiven und gramnegativen Bakterien.
MRSA (Methicillin-resistenter Staphylococcus aureus) ist ein grampositives Bakterium, das deshalb so resistent ist, da es am häufigsten mit Antibiotika bekämpft wurde. Bei der Behandlung von Patienten mit einer MRSA-Infektion hat sich die Kombination aus Antibiotika mit ätherischen Ölen bewährt. Mithilfe des Aromatogramms wird ganz gezielt getestet, durch welches ätherische Öl bestimmte aerobe Bakterien am besten eingedämmt werden.
Wegen der sich häufenden Resistenzen vieler Keime gegen Antibiotika werden Alternativen immer wichtiger. In diesem Zusammenhang könnte die Bedeutung ätherischer Öle zunehmen.
Die antibakterielle Wirkung ätherischer Öle wurden laut der Aromatherapeutin Eliane Zimmermann weltweit im Zeitraum 1987–2001 in über 500 Studien aufgezeigt. Genauere Informationen hierzu sind in ihrem umfassenden Fachbuch *Aromatherapie für Pflege- und Heilberufe* nachzulesen.

Geeignete ätherische Öle bei bakterieller Infektion

Thymian Thymol, Nelkenknospe, Lemongrass, Eukalyptus globulus, Eukalyptus radiata, Ravintsara, Cajeput, Salbei, Latschenkiefer

Erkältung, grippale Infekte oder echte Grippe (Influenza)?

Aufgrund ihrer oft weitgehend identischen Symptome sind eine Erkältung, ein grippaler Infekt und eine echte Grippe nicht einfach zu unterscheiden. Erkältungen und grippale Infekte können durch eine Vielzahl von Viren ausgelöst werden (zu den bekanntesten gehören die Rhinoviren). Die Krankheit beginnt meist langsam mit Halsschmerzen und Schnupfen. Im weiteren Verlauf kann Husten hinzukommen.

Bei einer Viruserkrankung der Atemwege können Bakterien leichter in den Körper eindringen und so eventuell zu bakteriellen Superinfektionen führen. Diese sind häufig schwerwiegend und daher gefürchtet. Stark antiviral und antibakteriell wirksame sowie fiebersenkende und immunstärkende ätherische Öle sind deshalb bei allen Infekten zu empfehlen. Naturheilkundlich können Erkältungen bzw. grippale Infekte mit Schwitzen, Kräutertees, fiebersenkenden Wadenwickeln und Inhalationen behandelt werden. Besonders wichtig ist die Immunstärkung.

Eine echte Grippe beginnt meistens „aus heiterem Himmel". Diese schwere Infektion geht ganz plötzlich mit einem starken Krankheitsgefühl, Gliederschmerzen, Schüttelfrost, Fieber und mit ausgeprägtem Schwächegefühl einher. Sie wird durch spezifische Influenzaviren ausgelöst. Laut Robert Koch-Institut (RKI) sind für den Menschen vor allem die saisonal auftretenden Influenza A- und B-Viren relevant. In Mitteleuropa steigt die Aktivität der Influenzaviren in den Wintermonaten Januar und Februar deutlich an und kann bis zu 10 Wochen und mehr anhalten. Gegen die echte Grippe kann geimpft werden. Die Wirksamkeit des Impfschutzes liegt laut RKI bei 40–60 %. Die Erkrankungsdauer einer echten Grippe kann mit ätherischen Ölen eventuell verkürzt werden.

Schnupfen

Schnupfen (Rhinitis) ist die häufigste unter den Hals-Nasen-Ohren-Erkrankungen. Wie auch andere Erkältungskrankheiten ist Schnupfen meist viral bedingt, weshalb die Anwendung von Antibiotika nutzlos ist. In der Regel behandelt man Erkältungen symptomatisch und mit pflanzlichen Arzneimitteln. Es geht vor allem um die Stärkung der körpereigenen Abwehrkräfte.

Geeignete ätherische Öle bei Schnupfen

Cajeput, Ravintsara, Myrte türkisch, Weißtanne, Angelikawurzel, „Fichtennadeln"

Nebenhöhlenvereiterung

Eine Nasennebenhöhlenvereiterung (Sinusitis) ist eine entzündliche, meist durch Viren, in 20–35 % der Fälle auch durch Bakterien verursachte Veränderung der Schleimhaut der Nasennebenhöhlen. Kiefer- und Stirnhöhlen sind überwiegend davon betroffen. Man unterscheidet zwischen akuter und chronischer Sinusitis. Die akute Vereiterung der Nasennebenhöhlen entsteht oft aus einem Schnupfen, etwa wenn das Sekret aus den Nebenhöhlen nicht abfließen kann. Eine Sinusitis wird häufig von einem Druckgefühl oder Kopfschmerzen im vorderen Bereich des Schädels begleitet. Die Schmerzen verstärken sich beim Bücken. Beidseitiger Ausfluss spricht für eine virale Ursache, während einseitige Gesichtsschmerzen (Neuralgie) mit eitrigem, einseitigem Ausfluss auf eine bakterielle Infektion hinweisen. Bei Nasennebenhöhlenvereiterung helfen ätherische Öle, die schleimlösend, entzündungshemmend, antibakteriell und schleimhautschützend wirken.

Geeignete ätherische Öle bei Nebenhöhlenvereiterung

Angelikawurzel, Cajeput, Eukalyptus radiata, Eukalyptus globolus, Latschenkiefer, Lavandin, Myrte türkisch, Salbei, Thymian Linalool, Thymian Thymol, Ysop

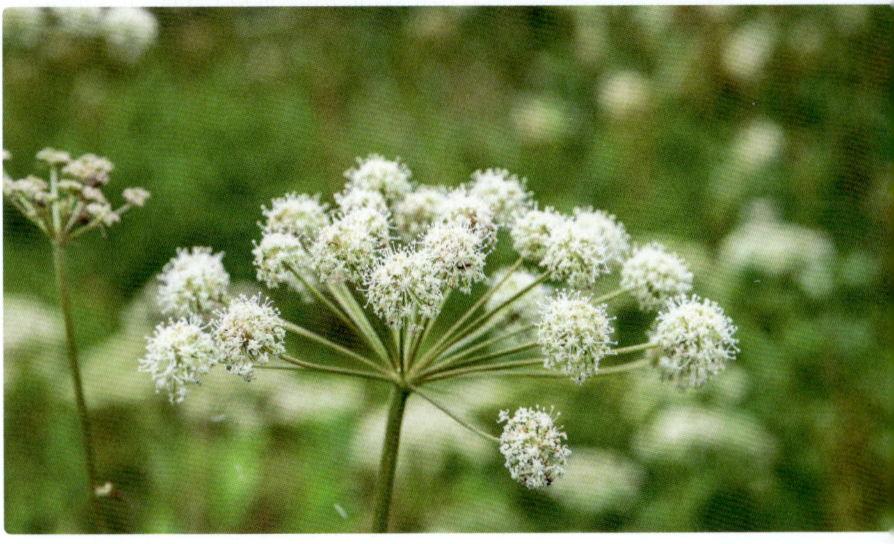

Mittelohrentzündung

Die akute Mittelohrentzündung (Otitis media) ist eine äußerst schmerzhafte Entzündung der Schleimhäute des Mittelohrs. Sie wird in der Regel durch eine virale oder bakterielle Infektion verursacht und tritt häufig im Kindesalter auf, da das Aufsteigen von Bakterien aus dem Nasenrachenraum leichter möglich ist als bei Erwachsenen. Schmerzstillende, entzündungshemmende und beruhigende ätherische Öle unterstützen bei der Behandlung einer Mittelohrentzündung.

Geeignete ätherische Öle bei Mittelohrentzündung
Cajeput,
Eukalyptus globulus,
Eukalyptus radiata,
Lavandin, Lorbeerblätter

Kehlkopfentzündung

Bei der mit Heiserkeit, Stimmverlust und Halsschmerzen einhergehenden Kehlkopfentzündung (Laryngitis) handelt es sich um eine Entzündung der Kehlkopfschleimhaut. Sie tritt fast immer zusammen mit einer Virusinfektion der oberen Atemwege auf. In erster Linie sollten die Stimme geschont und die Schleimhäute gepflegt werden. Antientzündliche ätherische Öle zum Gurgeln, für Inhalationen und Halswickel sind sehr empfehlenswert.

Geeignete ätherische Öle bei Kehlkopfentzündung
Lorbeerblätter,
Benzoe Siam

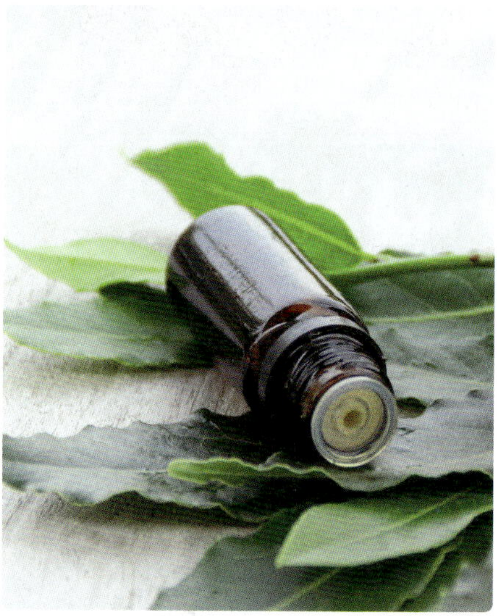

Mandelentzündung

Eine schmerzhafte eitrige Entzündung der Mandeln nennt man Tonsillitis oder Angina. Typisch sind starke Schluckbeschwerden und Halsschmerzen. Häufig treten gleichzeitig Fieber, Mundgeruch und ein bitterer Geschmack im Mund auf. Mandelentzündungen sind zwar viral bedingt, aber meist kommt eine bakterielle Superinfektion (durch Streptokokken und Staphylokokken) hinzu. Ätherische Öle werden bei Angina am besten in Wasser oder Tee gegurgelt oder in Halswickeln zusammen mit Kartoffeln, Quark oder Kohl angewendet.

Geeignete ätherische Öle bei Mandelentzündung

Eukalyptus globulus, Eukalyptus radiata, Lorbeerblätter, Nelkenknospe, Salbei, Thymian Thymol

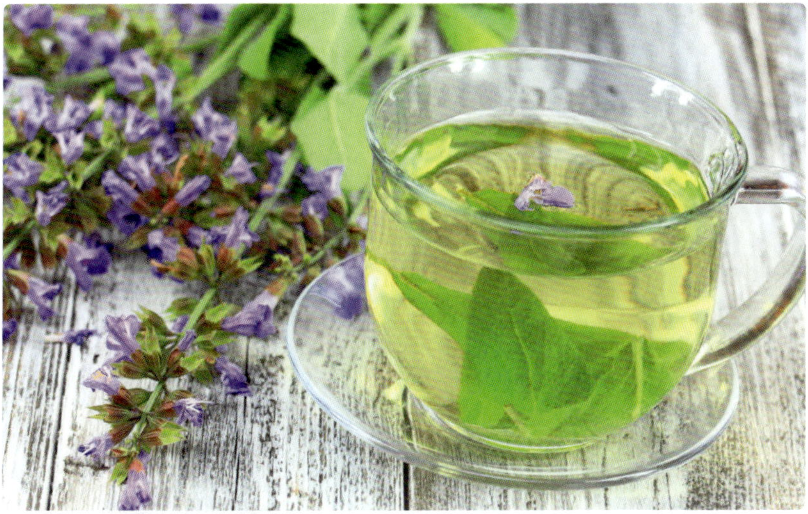

Husten und Bronchitis

Husten ist meist ein Symptom und keine Krankheit. Die Funktion des Hustens besteht darin, die Luftwege von schädigenden Substanzen zu reinigen und Keime abzuwehren. Eine Erkältung ist die häufigste Ursache für Husten. Bei einer akuten Bronchitis handelt es sich hingegen um eine viral bedingte entzündliche Veränderung der Bronchialschleimhaut, die

mit Symptomen wie Husten, zäher Schleimbildung und Fieber einhergeht. Sie ist eine der häufigsten Diagnosen in Hausarztpraxen. Bei Husten und Bronchitis bilden auswurffördernde und krampflösende sowie entzündungshemmende ätherische Öle eine gute Unterstützung im Genesungsprozess. Speziell alle 1,8-Cineol-haltigen Öle mit ihren schleimlösenden, auswurffördernden und antientzündlichen Wirkungen haben sich sehr bewährt.
Die Hauptursache für eine chronische Bronchitis ist in etwa 90 % der Fälle das Rauchen. Die Schleimhaut der Bronchien ist dadurch dauerhaft entzündet und verdickt. Etwa jeder zweite Raucher ist davon betroffen. Hören die Betroffenen nicht mit dem Rauchen auf, droht eine chronisch obstruktive Bronchitis (COPD), eine Lungenerkrankung, bei der sich die Atemwege verengen. Bei der chronischen Bronchitis und bei COPD können ätherische Öle lediglich die Symptome etwas lindern.

Geeignete ätherische Öle bei Husten und Bronchitis
Eukalyptus globulus, Eukalyptus radiata, Cajeput, Ravintsara, Myrte türkisch, Lorbeerblätter, Ysop, Thymian Thymol, Nelkenknospe, Benzoe Siam, Latschenkiefer

Keuchhusten (Pertussis) ist eine hochansteckende Infektionskrankheit, die durch Tröpfchen übertragen wird und mehrheitlich bei Kindern auftritt. Sie verläuft in drei Stadien über mehrere Wochen und ist begleitet von schweren, anfallartigen Hustenattacken. Häufig treten die Hustenattacken nachts auf und sind begleitet von Erbrechen und keuchendem Einatmen.
Hier können begleitend ätherische Öle mit stark krampflösenden und beruhigenden Eigenschaften zum Einsatz kommen.
Geeignete ätherische Öle bei Keuchhusten sind: *Kamille römisch*, *Benzoe Siam*, *Lavandin* mit einem hohen Esteranteil und *Thymian Linalool* wegen des hohen Monoterpenolanteils.

Krupphusten (Pseudokrupp) ist eine virale Atemwegserkrankung, bei der die Schleimhaut des Kehlkopfs und der Stimmbänder entzündet und angeschwollen ist. Durch die damit verbundene Verengung der Atemwege kann starke Atemnot entstehen und zu anfallsartigem Husten führen.

Bei Krupphusten muss vor allem darauf geachtet werden, die Schleimhäute der oberen Atemwege feucht zu halten. Inhalationen und feuchte Dufttücher über der Heizung sorgen für Unterstützung.
Geeignete ätherische Öle bei Krupphusten sind: *Benzoe Siam, Latschenkiefer, „Fichtennadeln", Kamille römisch, Thymian Linalool*

Asthma ist eine dauerhafte entzündliche Erkrankung der Bronchialschleimhaut. Der Begriff Asthma (bronchiale) stammt aus dem Griechischen und bedeutet „Beklemmung" oder „Atemnot". Bei entsprechender Anwendung ätherischer Öle spielt es keine Rolle, ob es sich um allergisches oder nicht allergisches Asthma handelt. In den meisten Fällen (80 %) handelt es sich um Mischformen.
Ätherische Öle bei Asthma dienen der Prophylaxe, der Stabilisierung der Zellmembran und der Atemwege sowie zur Beruhigung. Durch deren Anwendung kann sich die Häufigkeit von Asthmaanfällen reduzieren. Es empfiehlt sich jedoch, während eines Asthmaanfalls nicht mit ätherischen Ölen zu experimentieren.
Geeignete ätherische Öle bei Asthma sind: *Melisse, Ysop, Latschenkiefer, Eukalyptus globulus, Lavandin*

Fieber

Erhöhte Temperatur macht die meisten Viren vermehrungsunfähig. Daher sollte Fieber nicht unterdrückt, sondern eher begrüßt werden. Bei einer erhöhten Körpertemperatur von 38–39 °C ist das Immunsystem bestens aktiviert und die eigenen Heilkräfte arbeiten optimal. Erst wenn das Fieber höher steigt, wird mit fiebersenkenden Maßnahmen begonnen, wie z. B. Wadenwickel oder Waschungen.

Geeignete ätherische Öle bei Fieber
Zitrone, Pfefferminze

Abwehrkräfte und Immunsystem

Das Immunsystem ist ein komplexes Verteidigungs-Netzwerk, das täglich Millionen von Keimen abwehrt. Ohne den Schutz des Immunsystems würden Viren in Körperzellen eindringen und krankheitsauslösende Bakterien könnten sich stark vermehren. Auf jedem Quadratmillimeter unserer Haut kommen ca. 5 Millionen Bakterien, Viren und Pilze vor. Die Anzahl der im Darm lebenden Mikroorganismen ist sogar um ein Vielfaches höher.

Viele dieser Kleinstlebewesen versorgen uns mit lebenswichtigen Stoffen, ohne die wir nicht existieren könnten. Gleichzeitig wehren sie auf Haut und Schleimhaut schädliche Krankheitserreger ab.
Die Regulation von guten und krankmachenden Mikroorganismen wird, ohne dass wir etwas davon merken, durch unser Immunsystem überwacht und gesteuert. Diese Steuerung geschieht im Zentralnervensystem, an dem unter anderem der Hypothalamus und das limbische System (Teil des Stammhirns) beteiligt sind.
Zum Immunsystem gehören zu den physiologischen auch die psychologischen Aspekte. Psychische, nervliche, hormonelle und immunologische Mechanismen wirken hier zusammen. In der interdisziplinären Forschung nennt man das Zusammenspiel von Psyche, Nerven- und Hormonsystem „Psychoneuroimmunologie". Es gibt viele wissenschaftliche Nachweise, dass psychisch belastete Menschen schneller und häufiger z. B. an Schnupfen erkranken. Bei diesen Personen wurde u. a. ein erhöhter Cortisolspiegel festgestellt, der die Immunkräfte hemmt.

Geeignete ätherische Öle zur Stärkung der Abwehrkräfte

Thymian Thymol, Latschenkiefer, Zitrone, Melisse

Zur Steigerung der körpereigenen Abwehr und zur Förderung der Selbstheilungskräfte ist es sehr wichtig, das gesamte Immunsystem anzuregen. Hierfür eignen sich verschiedene Methoden aus der Naturheilkunde, wie z. B. Kneipp-Kuren, Atemtherapie, Fußreflexzonen-Behandlung und Phytotherapie mit der Aromatherapie.
Viele ätherische Öle wehren mit ihren Wirkstoffen schädigende Mikroorganismen ab, ohne jene Bakterien und Pilze zu zerstören, auf die unser Immunsystem angewiesen ist. Wichtige Inhaltsstoffe, wie z. B. Monoterpene, haben die Eigenschaft, aggressive Sauerstoffradikale im Körper zu binden. Sesquiterpene wirken allgemein stärkend auf das Immunsystem, Phenole aktivieren die körpereigenen Antikörper- und Abwehrzellen gegen Viren und steigern die Leistung von Fresszellen. Zudem wirken sie stark antiviral und antibakteriell. Die durchblutungsfördernde Wirkung vieler ätherischer Öle sorgt für eine bessere Sauerstoffversorgung des Körpers.
Um sich in seinem Körper rundum wohl zu fühlen, braucht es ein starkes Immunsystem, das durch Entschleunigung und Entspannung gefördert wird. Bei all der Hektik des Alltags ist das aber nicht ganz so einfach

umzusetzen. Ausgewählte ätherische Öle helfen bei der Entspannung nach erledigter Arbeit und unterstützen den erholsamen Schlaf. Für das Wochenende, den Feierabend oder eine ausgedehnte „Me-Time“ empfehlen sich Bäder oder Einreibungen mit Baumdüften. Der Duft von Latschenkieferöl oder Weißtannenöl lässt uns wie bei einem erfrischenden Waldspaziergang entspannen und lädt das Immunsystem mit neuer Energie auf.

Schutz und Prävention

In Erkältungszeiten werden wir in öffentlichen Verkehrsmitteln, in Büros oder bei Menschenansammlungen in geschlossenen Räumen von Viren „belagert“.

Um uns zu schützen und gesund zu erhalten, sind Präventionsmaßnahmen besonders wichtig. Seit dem Ausbruch der Corona-Pandemie im Frühjahr 2020 ist der Begriff „Hygiene“ in aller Munde.

Es stammt vom griechischen Wort „hygieia“ und bedeutet wörtlich übersetzt „die der Gesundheit dienende Kunst“. Somit sind Hygienemaßnahmen stets als Erhaltung von Gesundheit zu verstehen und haben den Zweck, Krankheiten zu vermeiden. Zu den wichtigsten Hygiene-Maßnahmen im Zusammenhang mit ätherischen Ölen zählen:

- Reinigung und Desinfektion (Hände, Flächen, Raumluft)
- Schutz (Abstandsregeln, Mundschutz)
- Stärkung (Mund und Schleimhautpflege, Selbstheilungskräfte, Entspannung und Entschleunigung)

Die Anwendung ätherischer Öle hat eine sehr lange Tradition bei der Bekämpfung von Krankheitserregern wie Bakterien, Viren und Pilzsporen. Schon zu Pestzeiten wurden, aus Angst vor Ansteckung, Essigschwämme mit duftenden Kräutern und Gewürzen als Masken verwendet (Essig der vier Diebe). In den 1960er-Jahren konnte Dr. Jean Valnet erstmals einen wissenschaftlichen Nachweis für die keimreduzierenden Eigenschaften ätherischer Öle erbringen. Er belegte, dass die Keimbelastung der Luft in einem Fichtenwald deutlich

Geeignete ätherische Öle zur Keimreduzierung
Lavandin, Lemongrass, Nelkenknospe, Zitrone, Thymian Thymol

geringer ist als in Wohnräumen und führte dies auf den Anteil der in der Waldluft enthaltenden ätherischen Öle zurück.

Geeignete ätherische Öle zur psychischen Stärkung
Benzoe Siam, Melisse, Lavandin, Latschenkiefer, Kamille römisch, „Fichtennadeln", Zitrone

Heute kann die Wirksamkeit bestimmter ätherischer Öle gegen Keime im Labor anhand von Aromatogrammen nachgewiesen werden. Ätherische Öle wirken jedoch nicht nur regulierend auf die Selbstheilungskräfte des Körpers sondern auch auf die der Psyche. Neben der allgemeinen Stärkung des Immunsystems gehören hierzu vor allem die Reduktion von länger anhaltendem Stress und psychischer Anspannung sowie die Linderung von Angstgefühlen.

Rekonvaleszenz – wieder zu Kräften kommen

Wer schon einmal einen hartnäckigen Infekt durchgestanden hat, weiß: Der Genesungsprozess bis zur vollständigen Wiedererlangung der Gesundheit kann einige Tage in Anspruch nehmen. Der Körper braucht Zeit, bis er wieder genauso leistungsfähig ist wie zuvor.

Nach und nach verschwinden Fieber, Schwindel und Schwäche. Doch schon alltägliche Routinehandlungen, wie Duschen oder Anziehen, können sehr anstrengend sein und der Kreislauf spielt vielleicht noch nicht mit. Jetzt sind Ruhe, Schlaf und viele Pausen angesagt. Eine genussvolle und vitaminreiche Ernährung, wie z. B. Obst, Säfte, Gemüse, Vollkornprodukte und Hülsenfrüchte, unterstützt die Genesung nachweislich. Falls noch die Freude am Essen fehlt, helfen appetitanregende ätherische Öle. So haben z. B. Grapefruit- und Orangenöl in der Duftlampe oder im Trinkwasser eine speichelflussfördernde und damit appetitstärkende Wirkung. Ein Tropfen Angelikaöl auf dem Puls am Handgelenk stärkt den Magen und die Lebensgeister. Kurze Spaziergänge und kneippsche Güsse steigern die Abwehrkräfte und bringen den Kreislauf wieder in Schwung. *Rosmarin Campher* im Körperöl oder im Waschwasser stellt uns bald wieder auf die Beine.

Geeignete ätherische Öle zur Rekonvaleszenz
Latschenkiefer, Benzoe Siam, Lavandin, Rosmarin Campher, Angelikawurzel

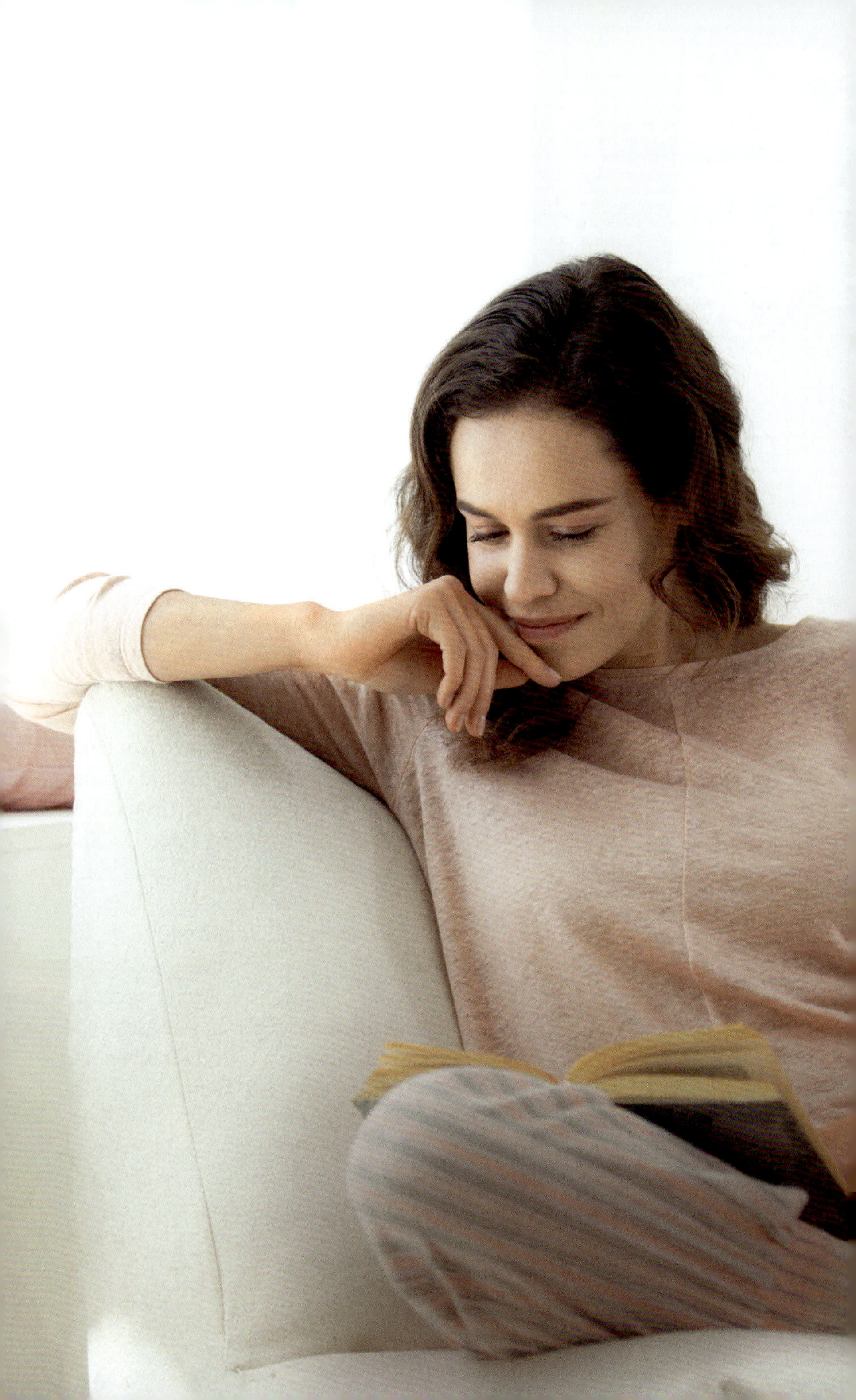

NATURREINE ÄTHERISCHE ÖLE

Bei der Anwendung von naturreinen ätherischen Ölen sollten Sie immer berücksichtigen, dass es sich um Vielstoffgemische handelt und dass die Wirkstoffe nicht isoliert zu betrachten sind. So kann beispielsweise ein ätherisches Öl weit über hundert Wirkstoffe enthalten. Erst die naturgegebene komplexe Kombination aller Inhaltsstoffe eines Öls führt zu der beschriebenen Wirkung.

Aufgrund ihrer fettlöslichen Eigenschaften dringen ätherische Öle bei Anwendungen auf der Haut und auf den Schleimhäuten in den Blutkreislauf ein und entfalten ihre heilsame Wirkung im gesamten Organismus. Gleichzeitig gelangen die Düfte in die Nase und werden als elektrochemische Signale an das Gehirn weitergeleitet, wo sie Einfluss auf unsere Befindlichkeit nehmen.

Naturreine ätherische Öle enthalten eine Vielzahl an Inhaltsstoffen, die in ihrer Zusammensetzung von Ernte zu Ernte leicht variieren. Dies führt unter anderem dazu, dass bei der therapeutischen Anwendung der Öle kaum Resistenzen bekannt sind.

Ätherische Öle wirken immer ganzheitlich und unterstützen sowohl die körperliche als auch die psychische Ebene. Wenn wir also während einer Erkrankung Ängste oder Unruhezustände erleben, beruhigen und stärken uns die Düfte auch psychisch.

Im nachfolgendem Kapitel (Seite 25) erhalten Sie einen Überblick über die wichtigsten Wirkstoffgruppen ätherischer Öle, die bei Atemwegserkrankungen von Bedeutung sind. Innerhalb der jeweiligen Gruppe stellen wir Ihnen eine Auswahl wirksamer ätherischer Öle vor.

QUALITÄTSMERKMALE

Ein naturreines ätherisches Öl ist naturbelassen und nicht mit anderen ätherischen Ölen oder synthetischen Duftstoffen vermischt, gestreckt oder standardisiert. Schwankungen bezüglich der Inhaltsstoffe der verwendeten Pflanzen, die von der Bodenbeschaffenheit, dem Klima und der Höhenlage abhängig sind, werden bei qualitativ hochwertigen Ölen toleriert. Ätherische Öle sollten, soweit verfügbar, aus kontrolliert biologischem Anbau oder kontrolliertem Wildwuchs stammen. Sie können als Kosmetikum, Bedarfsgegenstand zur Raumbeduftung, Lebensmittel oder in standardisierter Form als Arzneimittel deklariert werden. In der Regel werden naturreine Düfte als Naturkosmetikprodukte deklariert.

DER RICHTIGE UMGANG

Wie ein Arm voll duftender Kräuter tragen bereits einzelne Tropfen eines ätherischen Öls in hochkonzentrierter Form die Kraft unzähliger Pflanzen in sich. Viele Anwendungsmöglichkeiten lassen diese kostbaren Essenzen zu hilfreichen Begleitern im Alltag werden. Der Umgang mit ihnen erfordert allerdings Sachkenntnis und Aufmerksamkeit.

Bitte beachten:
Bis auf wenige Ausnahmen (z. B. *Lavendel* oder *Teebaum*) werden ätherische Öle ausschließlich verdünnt auf die Haut aufgetragen, da sie sonst die Haut oder die Schleimhäute irritieren könnten.
Bei empfindlicher oder zu Allergien neigender Haut raten wir vor der Anwendung zu einem Verträglichkeitstest mit dem ausgewählten ätherischen Öl.

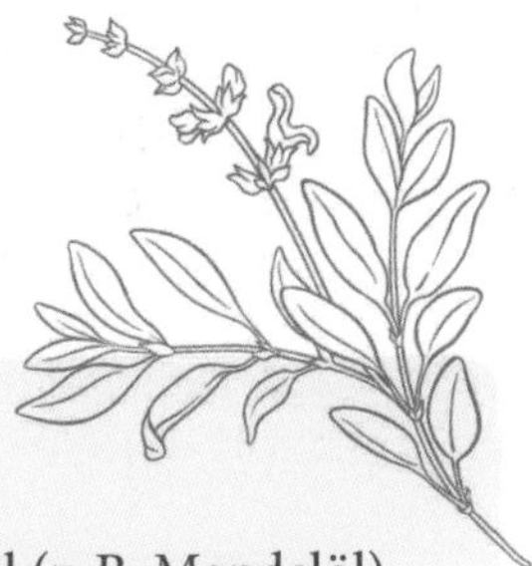

So wird ein Verträglichkeitstest gemacht

Träufeln Sie in einen Teelöffel fettes Pflanzenöl (z. B. Mandelöl) einen Tropfen des zu testenden ätherischen Öls und geben Sie etwas Öl dieser Mischung in die Armbeuge. Stellt sich innerhalb von 10–20 Minuten keine Hautirritation ein, können Sie die Ölmischung unbedenklich verwenden.

DOSIERUNG FÜR KLEIN UND GROß

In der Regel wird mit 0,25–3 %-igen Mischungen gearbeitet. 25 Tropfen ätherisches Öl entsprechen ungefähr einem Milliliter. Geben wir 25 Tropfen ätherische Öle in 100 ml fettes Pflanzenöl, sprechen wir von einer 1 %-igen Mischung.

Bei unseren Rezepturen und Dosierungsangaben halten wir uns an die altbewährte Regel in der Aromatherapie: „Weniger ist besser als zu viel“. Wie bereits erwähnt, legen wir unseren Berechnungen zugrunde, dass 25 Tropfen 1 ml entsprechen. Diese Berechnung ist als eher niedrig anzusehen. Bei genauen Messungen ergibt sich bei jedem Öl eine leicht veränderte Tropfenzahl pro Milliliter (Beispiel: 1 ml Cajeputöl = 37 Tropfen).

Anwendung ätherischer Öle bei Kindern

Ätherische Öle dürfen Kindern niemals innerlich verabreicht werden. Bitte beachten Sie die Hinweise in den nachfolgenden Öle-Monografien, welches ätherische Öl ab welchem Alter geeignet ist. Jedes Kind ist anders, beobachten Sie daher genau, wie Ihr Kind auf einzelne Düfte reagiert.

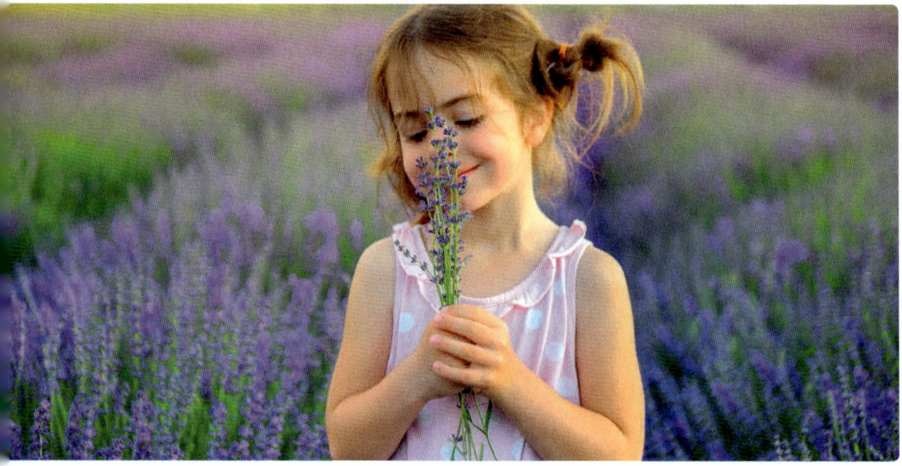

Erkältungsmischungen selbst zusammenstellen

Dosierungstabelle für Brust- und Nasenöle, Erkältungsbalsame, Wickel und Körperöle		Pflanzenöl (Trägersubstanz) z. B. Mandelöl oder Jojobaöl				
		10 ml	30 ml	50 ml	100 ml	1 EL = 15 ml
Personenkreis	Anwendungsform	Ätherische Öle, max. Tropfenzahl				Anteil ätherisches Öl in %
Säuglinge	Nasenbalsame und Nasenöle, Brustbalsame, Teilkörperölmischungen		1	3	6	0,25 %
Kleinkinder bis 6 Jahre, Senioren, Schwangere	Brustbalsame, Teilkörperanwendungen	1	3	6	12	0,5 %
Kinder bis 12 Jahre	Brustbalsame, Teilkörperanwendungen	2	7	12	25	1 %
Kinder ab 12 Jahren, Erwachsene	Ganzkörperanwendungen, Ölwickel	4	14	22	50	2 %
Kinder ab 12 Jahren, Erwachsene	Kurzfristige Anwendungen, Teilkörperanwendungen	6	21	36	75	3 %

Der Umrechnungstabelle wurde zugrunde gelegt, dass 25 Tropfen ätherisches Öl ca. 1 ml entspricht.

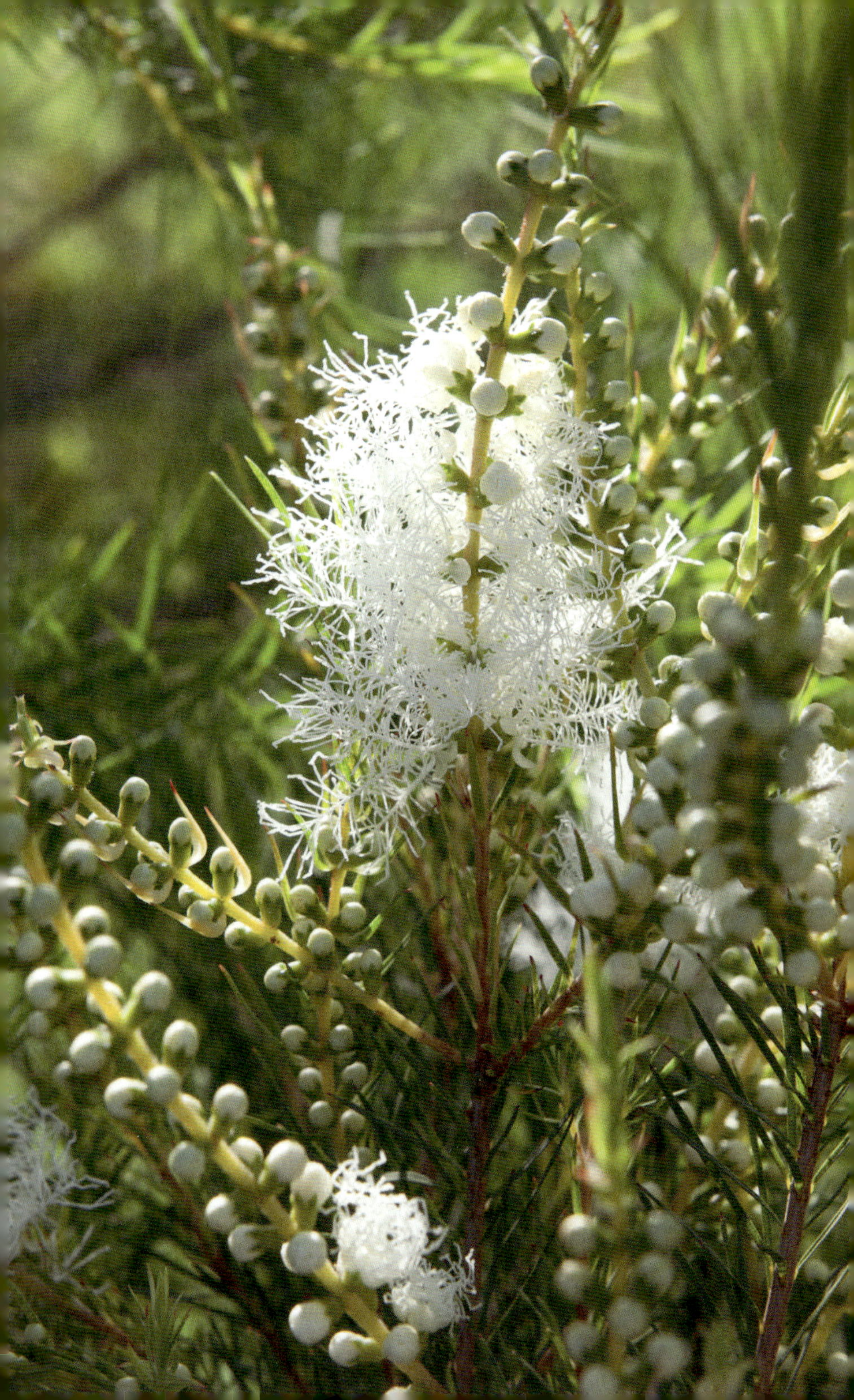

WICHTIGE INHALTSSTOFFE – 22 AUSGEWÄHLTE ÖLE

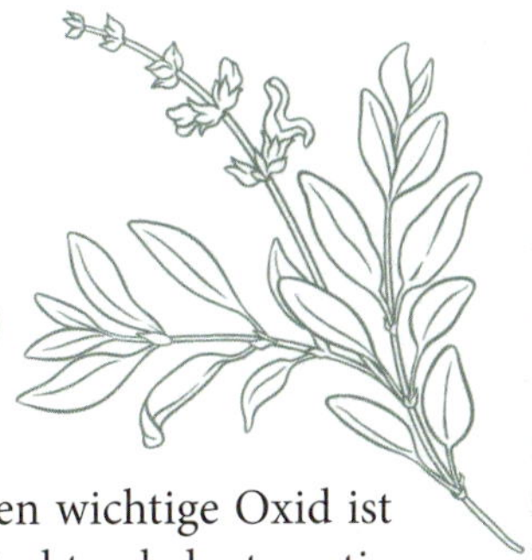

Die Wirkstoffgruppe der Oxide

Befreiend, reinigend, schleimlösend

Das bekannteste und für alle Erkältungskrankheiten wichtige Oxid ist 1,8-Cineol, ein sogenanntes Monoterpenoxid. Es riecht eukalyptusartig und wurde deshalb früher „Eukalyptol" genannt. Während einer Erkältung empfinden wir diesen medizinischen, erfrischenden Duft als wohltuend, da er uns leichter durchatmen lässt. 1,8-Cineol fördert die Bildung von dünnflüssigem Schleim, wirkt auswurffördernd, unterstützt den Abtransport und somit die Reinigung der Bronchien. In Verbindung mit der entzündungshemmenden Wirkung von 1,8-Cineol ergeben sich heilende Effekte auf die erkrankten Schleimhäute und Bronchien. Bei der Verwendung stark 1,8-Cineol-haltiger Öle kann es im Bereich der Nase und der Brust zu einer erhöhten Schleimproduktion und einem Sekretstau kommen. Vorsicht ist deshalb bei Säuglingen und bei Menschen, die unter Spasmen leiden, geboten. Oxide wecken die Lebensgeister und stärken die Psyche.

Ätherische Öle mit 1,8-Cineol-Gehalt

	Ätherisches Öl	1,8-Cineol	Monographie
Myrtengewächse	*Eukalyptus globulus*	70–84 %	S. 26
	Eukalyptus radiata	60–75 %	S. 27
	Cajeput	50–70 %	S. 28
	Myrte türkisch	28–35 %	S. 29
	Niauli	55–65 %	–
	Myrte Anden	6–10 %	–
Lorbeergewächse	*Ravintsara*	55–65 %	S. 30
	Lorbeerblätter	38–45 %	S. 31
Lippenblütengewächse	*Rosmarin Cineol*	38–55 %	–
	Speiklavendel	25–30 %	–
Ingwergewächse	*Kardamom*	30–40 %	–

EUKALYPTUS GLOBULUS

DAS KLASSISCHE EUKALYPTUSÖL

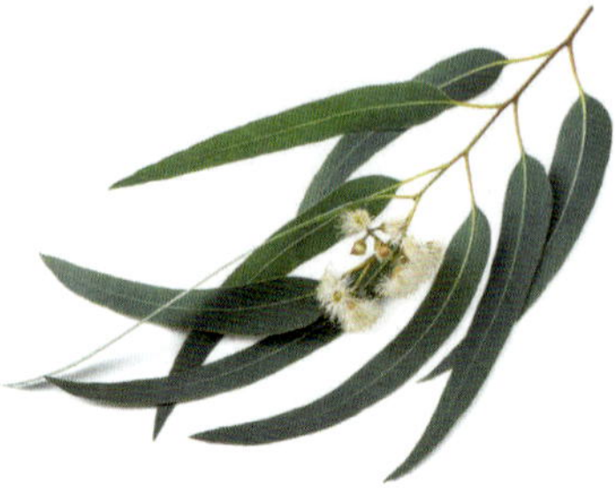

Pflanze: Fieberbaum (Eucalyptus globulus)
Duft: Frisch, leicht medizinisch, kampferartig, leicht süßlich

Wichtige Inhaltsstoffe

Oxide	70–84 % (1,8-Cineol)
Monoterpene	5–24 % (v. a. α-Pinen)
In Spuren: Sesquiterpene, Ester, Monoterpenole, Sesquiterpenole, Monoterpenketone	

Quelle: PVL

WIRKUNG

Antibakteriell, antiviral, entzündungshemmend, fiebersenkend, stark schleimlösend, stark auswurffördernd, schmerzlindernd, immunstärkend

Eukalyptus globulus ist das bekannteste unter den Erkältungsölen und wird in vielen Arzneimitteln eingesetzt. Durch den sehr hohen 1,8-Cineol-Anteil wirkt es stark schleimlösend und auswurffördernd. Es wird bei Erkrankungen der unteren und der oberen Atemwege gleichermaßen erfolgreich eingesetzt. Das Öl zeigt bei bakteriellen Infektionen mit Streptokokken, Staphylokokken und Pneumokokken große Wirkung.

ANWENDUNG

Grippaler Infekt, Nebenhöhlenentzündung, Erkältung, Halsschmerzen, Mandelentzündung, Bronchitis, Husten, Raucherhusten (COPD), Ohrenentzündung, Asthma, Stärkung der Atemwege

HINWEISE

» Nicht für Menschen, die unter Spasmen leiden
» Nicht für Säuglinge, Kleinkinder

GUT GEEIGNET FÜR

✓ Raumbeduftung
✓ Balsam, Ölmischung
✓ Auflage

Für Kinder ab 6 Jahren in einer Verdünnung von 0,5 %

EUKALYPTUS RADIATA

DAS MILDE EUKALYPTUSÖL

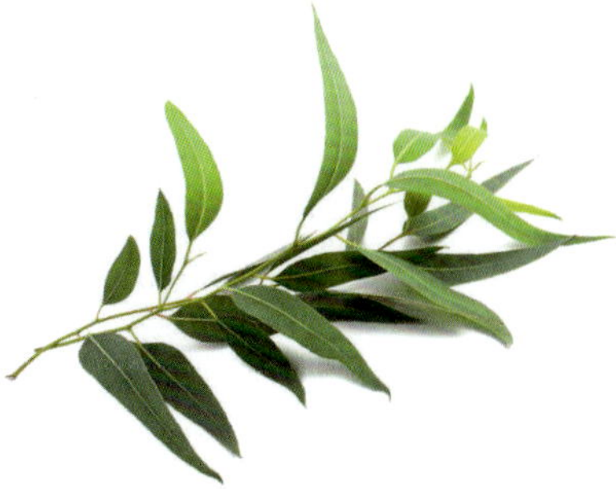

Pflanze: Eucalyptus radiata (Eucalyptus radiata)
Duft: Frisch, spritzig, hell, belebend

Wichtige Inhaltsstoffe

Oxide	60–75 % (1,8-Cineol)
Monoterpene	10–12 % (v. a. Limonen)
Monoterpenole	10–12 % (v. a. α-Terpineol)
In Spuren: Aldehyde, Ester	

Quelle: PVL

WIRKUNG

Antibakteriell, antiviral, entzündungshemmend, schleimlösend, auswurffördernd, immunstärkend

Eukalyptus radiata ist ein milderes und dennoch stark wirksames Eukalyptusöl. Insbesondere bei Erkrankungen der oberen Atemwege, wie z. B. Hals-, Nasen- und Ohrenbeschwerden, hat sich das Öl bewährt. Vor allem bei Ohrenschmerzen und -entzündungen lässt sich Eukalyptus radiata sehr gut anwenden. Aufgrund seiner antiviralen und hautfreundlichen Eigenschaften wird es auch gerne für Handdesinfektionssprays verwendet.

ANWENDUNG

Grippe, grippaler Infekt, Nebenhöhlenentzündung, Mittelohrentzündung, Rachen- und Nasenschleimhautentzündung (vor allem von Rhinoviren ausgelöst)

HINWEISE

» Bei fachgerechter Dosierung sind keine Nebenwirkungen bekannt.

GUT GEEIGNET FÜR

✓ Raumbeduftung
✓ Balsam, Ölmischung
✓ Inhalation, Roll-On
✓ Auflage, Honig

Für Kleinkinder ab einem Jahr in einer Verdünnung von 0,5 %

CAJEPUT

DAS FAMILIEN-ERKÄLTUNGSÖL

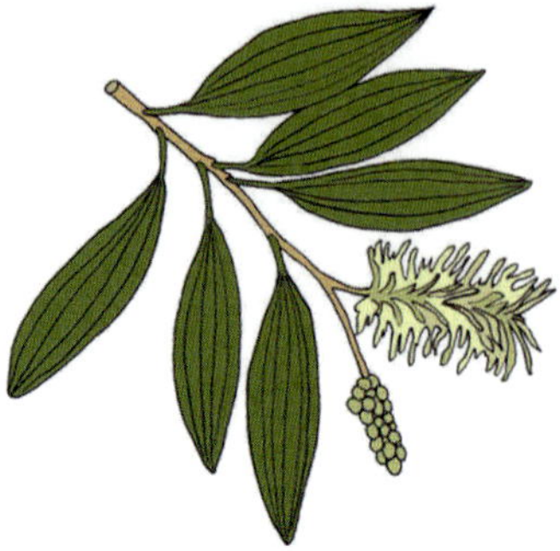

Pflanze: Papierrindenbaum
(Melaleuca leucadendra var. cajeputi)
Duft: Eukalyptusartig, fruchtig, würzig

Wichtige Inhaltsstoffe

Oxide	50–70 % (1,8-Cineol)
Monoterpene	5– 7 % (Limonen, p-Cymen)
Monoterpenole	6–13 % (α-Terpineol)

Quelle: PVL

WIRKUNG

Desinfizierend, antiviral, antibakteriell, antiinfektiös, auswurffördernd, schleimlösend, entzündungshemmend, immunstärkend, fiebersenkend, schmerzlindernd, atmungsaktivierend

Cajeput ist das wichtigste Inhalationsöl für Jung und Alt. Da es sehr hautfreundlich, gut verträglich und vielseitig wirksam ist, eignet es sich als Erste-Hilfe-Öl bei allen Erkältungskrankheiten und ist ein idealer Reisebegleiter. Es wirkt schmerzlindernd und entzündungshemmend bei Ohrenschmerzen und löst Husten. Das Öl ist ein gut geeigneter Ersatz für *Eukalyptus globulus* und *Eukalyptus radiata.*

ANWENDUNG

Infektionen der oberen Atemwege, Nebenhöhlenentzündung, Heuschnupfen, Mittelohrentzündung, Ohrenschmerzen, Husten, Raucherhusten (COPD), Bronchitis, Fieber

HINWEISE

» Bei fachgerechter Dosierung sind keine Nebenwirkungen bekannt.

GUT GEEIGNET FÜR

✓ Raumbeduftung, Desinfektion
✓ Balsam, Ölmischung
✓ Inhalation, Honig, Riechsalz
✓ Roll-On
✓ Spray, Nasendusche, Gurgeln

Für Kleinkinder ab 6 Monaten in einer Verdünnung von 0,5 %

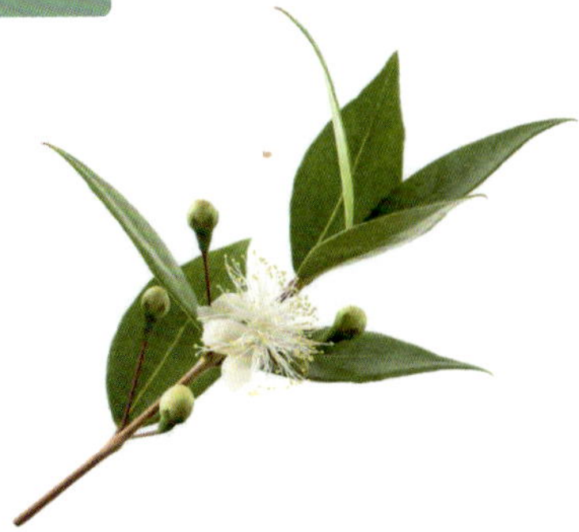

MYRTE TÜRKISCH

DAS BEFREIENDE ERKÄLTUNGSÖL

Pflanze: Brautmyrte
(Myrtus communis Ct. 1,8-Cineol)
Duft: Frisch, herb, krautig

Wichtige Inhaltsstoffe

Oxide	40–50 % (1,8-Cineol)
Monoterpene	25–30 % (α-Pinen)
Monoterpenole	12–16 % (Linalool, Myrtol)
Ester	6– 8 % (Myrtenylacetat)

Quelle: PVL

WIRKUNG

Stark antiviral, antiseptisch, schleimlösend, auswurffördernd, entkrampfend, fiebersenkend, schmerzlindernd, atmungsstimulierend, immunstärkend, antiallergisch, psychisch belebend und stärkend während Erkrankungen

Myrte türkisch ist ein komplexes Öl mit insgesamt über 150 Inhaltsstoffen. Es hat einen deutlich höheren Oxidgehalt als das fruchtige Myrtenöl aus den Anden *(Myrte Anden)* und stellt ein Rundum-Erkältungsöl dar. Myrtenöl wird für immunstärkende Bäder gerne mit Lorbeerblätteröl kombiniert. Für Säuglinge empfehlen wir das mildere Myrte-Anden-Öl.

ANWENDUNG

Husten, Bronchitis, Keuchhusten, Krupphusten, Schnupfen, Angina, Raucherhusten (COPD), Nebenhöhlenentzündung

HINWEISE

» Bei fachgerechter Dosierung sind keine Nebenwirkungen bekannt.

GUT GEEIGNET FÜR

✓ Raumbeduftung
✓ Hygienespray
✓ Vollbäder
✓ Fußbäder
✓ Sauna

Für Kleinkinder ab 6 Monaten in einer Verdünnung von 0,5 %

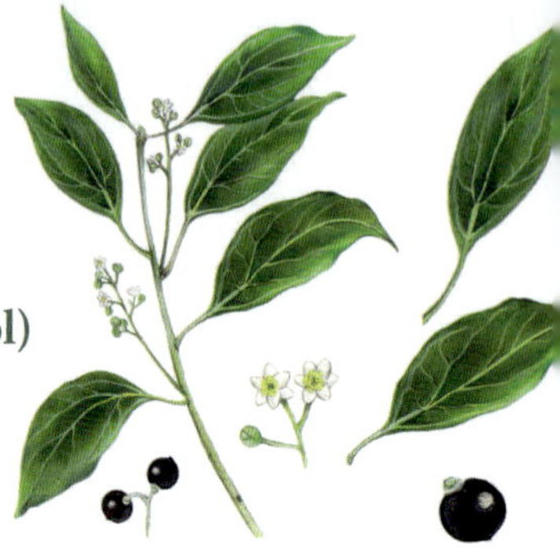

RAVINTSARA

DAS VIRENSCHUTZÖL

Pflanze: Madagassischer Kampferbaum (Cinnamomum camphora Ct. 1,8-Cineol)
Duft: Frisch, balsamisch, hell, eukalyptusartig, leicht medizinisch

Wichtige Inhaltsstoffe

Oxide	55–65 % (1,8-Cineol)
Monoterpene	20–25 % (v. a. Pinene und Sabinen)
Monoterpenole	5– 9 % (v. a. α-Terpineol)

Quelle: PVL

WIRKUNG

Stark antiviral, antibakteriell, entzündungshemmend, immunstärkend, schleimverflüssigend, stark auswurffördernd, belebend und kräftigend

Die stark antivirale Wirkung von *Ravintsara* ist u. a. auf sein breites Wirkstoffspektrum zurückzuführen. Speziell zur Abwehr von Viruserkrankungen und zur Immunstärkung ist es sinnvoll, regelmäßig Ravintsaraöl in Körperölmischungen anzuwenden. Das Öl hat sich sowohl in der Pneumonie- als auch in der Asthmaprophylaxe bewährt und wird gerne für atemstimulierende Einreibungen verwendet. Es ist hautfreundlich und ab dem Kleinkindalter gut geeignet.

ANWENDUNG

Erkältung, Grippe, grippale Infekte, Bronchitis, Halsschmerzen, Herpes zoster, Erschöpfung, Raumluftdesinfektion

HINWEISE

» Bei fachgerechter Dosierung sind keine Nebenwirkungen bekannt.

GUT GEEIGNET FÜR

✓ Raumbeduftung
✓ Balsam, Ölmischung, Roll-On
✓ Inhalation
✓ Halsspray, Wickel
✓ Honig

Für Kleinkinder ab 6 Monaten in einer Verdünnung von 0,5 %

LORBEERBLÄTTER

DAS VIRENPROPHYLAXEÖL

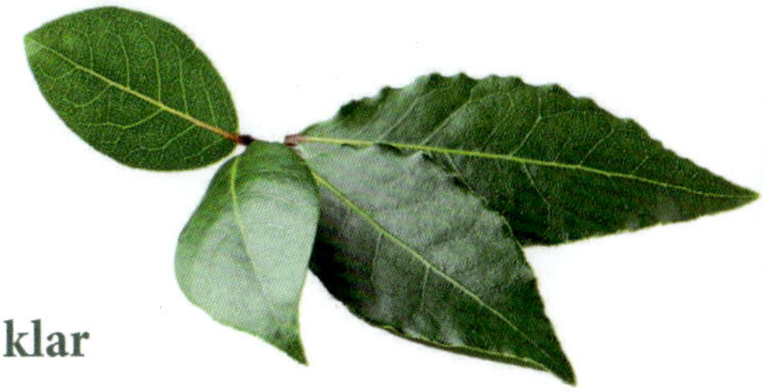

Pflanze: Edler Lorbeer (Laurus nobilis)
Duft: Frisch, blumig, würzig, hell, klar

Wichtige Inhaltsstoffe

Oxide	38–45 % (1,8-Cineol)
Monoterpene	20–25 % (Pinene und Sabinen)
Monoterpenester	10–13 % (Eugenylacetat)
Phenylether	3– 4 % (Methyleugenol)

Quelle: PVL

WIRKUNG

Antibakteriell, antiviral, antiinfektiös, stark schleimlösend, auswurffördernd, immunstärkend, Lymphe entstauend, krampflösend, schmerzstillend, nervenstärkend

Ätherisches Lobeerblätteröl fördert die tiefe Atmung. Es verschafft Erleichterung bei Mund-, Hals- und Racheninfektionen und befreit die Bronchien. Es bringt den „kalten Schleim“ (nach der TCM-Lehre) wieder zum Fließen und reguliert die Fließfähigkeit der Lymphe. Ideal bei geschwollenen Lymphknoten und „Druck im Kopf“ während einer Erkältung. Lorbeerblätteröl ist ein wichtiges Reiseöl „für alle Fälle“.

ANWENDUNG

Bronchitis, Stirn- und Nebenhöhlenentzündung, Mandel-, Mittelohr- und Mundschleimhautentzündung, geschwollene Lymphknoten

HINWEISE

» Bei fachgerechter Dosierung sind keine Nebenwirkungen bekannt.

GUT GEEIGNET FÜR

✓ Raumbeduftung
✓ Balsam, Ölmischung
✓ Inhalation, Ölziehen
✓ Mund-und Rachenspray
✓ Hygienespray und -seife

Für Kleinkinder ab einem Jahr in einer Verdünnung von 0,5 %

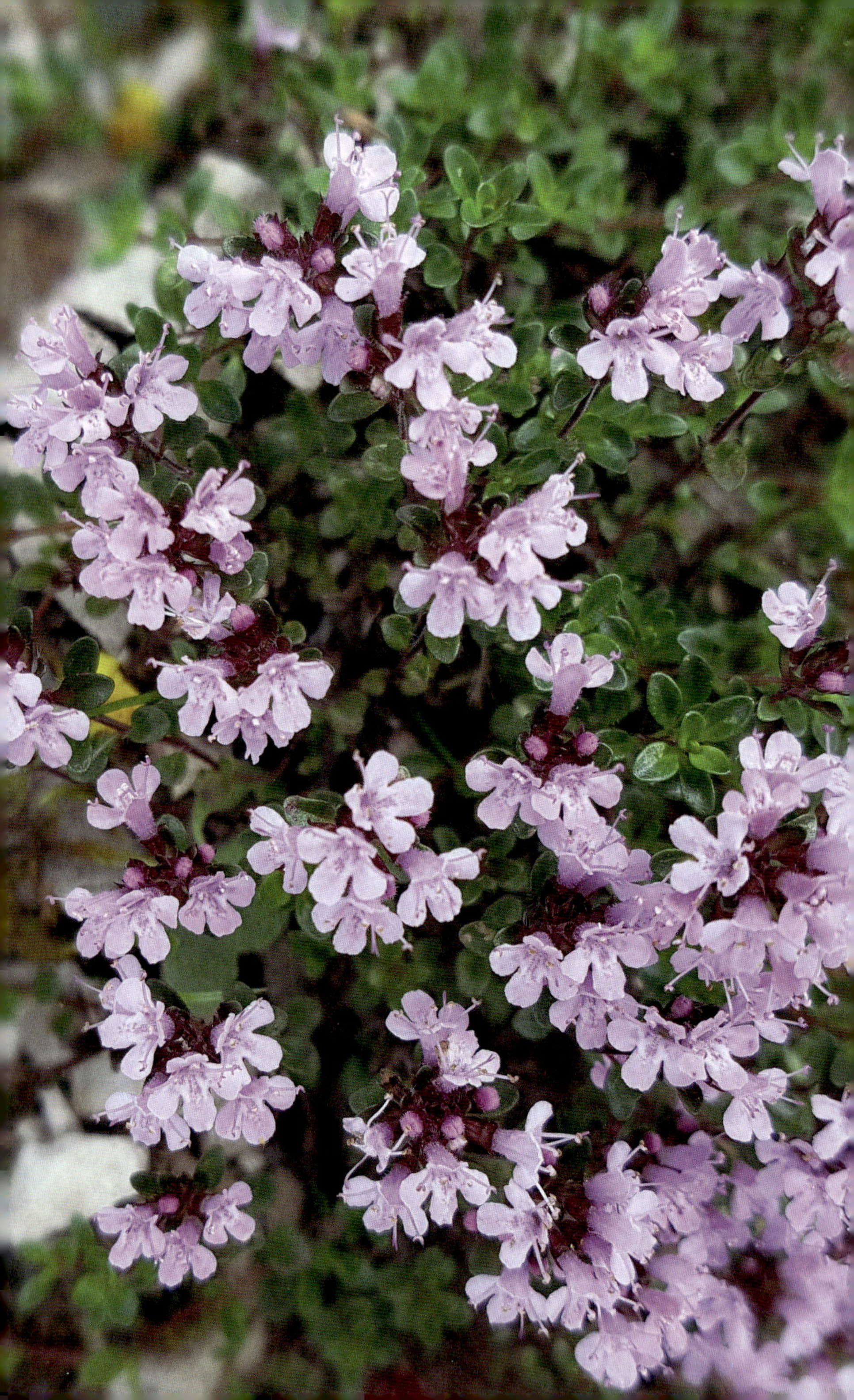

Die Wirkstoffgruppe der Phenole

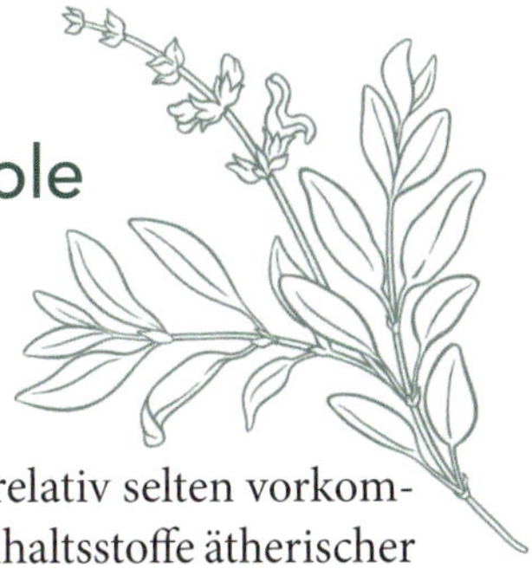

Stark desinfizierend, antiinfektiös, feurig

Monoterpenphenole, auch Phenole genannt, sind relativ selten vorkommende, hochwirksame, aber auch problematische Inhaltsstoffe ätherischer Öle. Der Geruch phenolhaltiger Öle ist intensiv und „feurig". Sie sind äußerst wirksame natürliche Desinfektionsmittel mit stark antiviraler, antibakterieller und fungizider Wirkung. Aufgrund ihrer Wirksamkeit gegen Krankheitserreger, u. a. gegen die gefürchteten multiresistenten Keime, werden sie auch „pflanzliche Antibiotika" genannt.

Durch ihre immunstärkenden sowie schmerzlindernden und schleimlösenden Eigenschaften sind die Öle verlässliche Helfer bei Erkrankungen der unteren Atemwege und bei Grippe.

Bei phenolhaltigen Ölen ist jedoch Vorsicht geboten, denn sie können haut- und schleimhautreizend wirken. Deshalb dürfen sie ausschließlich hochverdünnt und auch nur für kurze Zeit angewendet werden, da sie im Verdacht stehen, auf Dauer die Leber zu schädigen. Ohne fachkundiges Know-how sollten phenolhaltige Öle nicht verwendet werden. Schwangere und Kinder sollten diese Öle meiden.

Phenolhaltige ätherische Öle

	Ätherisches Öl	Phenolgehalt	Monographie
Lippenblütengewächse	*Thymian Thymol* *Thymian Linalool* *Oregano*	35–52 % ca. 3 % 63–75 %	S. 34 S. 35 –
Myrtengewächse	*Nelkenknospe*	75–84 %	S. 36

THYMIAN THYMOL

DAS FEURIGE THYMIANÖL

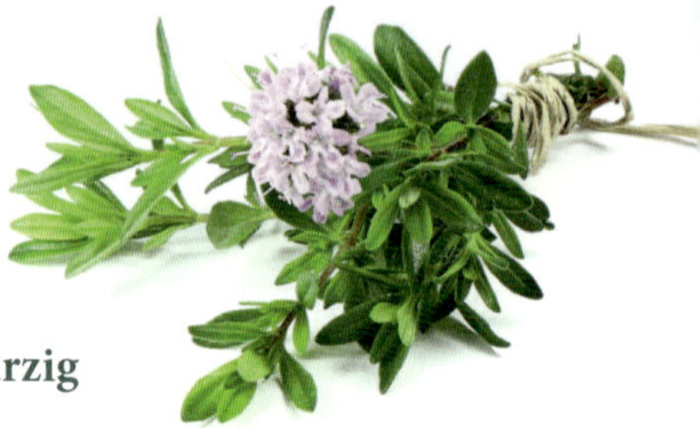

Pflanze: Echter Thymian
(Thymus vulgaris Ct. thymol)
Duft: Intensiv, feurig, scharf, würzig

Wichtige Inhaltsstoffe

Phenole	35–52 % (Thymol)
Monoterpene	13–22 % (v. a. p-Cymen)
Monoterpenole	ca. 4 % (u. a. Linalool)
Sesquiterpene	4–5 % (Caryophyllen)

Quelle: PVL

WIRKUNG

Stark antibakteriell, stark antiviral, entzündungshemmend, schleimlösend, immunstärkend, schmerzlindernd

Thymian Thymol ist ein pflanzliches Breitbandantibiotikum und hat sich speziell bei Erkrankungen der unteren Atemwege und bei allen Infekten bewährt. Es wirkt, im Vergleich zu Thymian Linalool, deutlicher immunstärkend und durch den hohen Anteil an p-Cymen sehr schmerzlindernd. Das haut- und schleimhautreizende Öl wird erst ab einem Alter von 12 Jahren in äußerst geringer Dosierung (max. 0,2 %) eingesetzt.

ANWENDUNG

Grippaler Infekt, Mandelentzündung, Nebenhöhlenentzündung, Bronchitis

HINWEISE

» Nur hochverdünnt verwenden (0,2 %-ig)
» Maximal 6 Wochen anwenden
» Nicht geeignet für Schwangere
» Vorsicht bei Bluthochdruck

GUT GEEIGNET FÜR

✓ Raumbeduftung
✓ Balsam, Ölmischung
✓ Inhalation, Auflage
✓ Spray, Gurgeln
✓ Desinfektionsspray
✓ Handhygienespray

Für Kinder ab 12 Jahren in einer Verdünnung von 0,2 %

THYMIAN LINALOOL

DAS MILDE THYMIANÖL

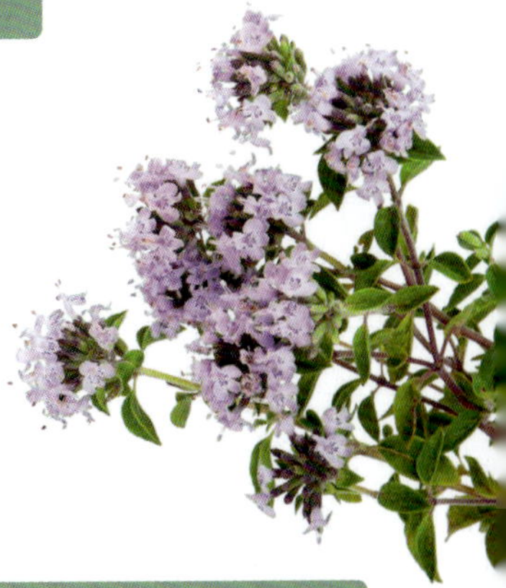

Pflanze: Echter Thymian
(Thymus vulgaris Ct. linalool)
Duft: Mild, süß, zitronig, frisch

Wichtige Inhaltsstoffe

Phenole	ca. 3 % (Thymol)
Monoterpene	ca. 5 %
Monoterpenole	ca. 70 % (Linalool)
Ester	6–10 % (Linalylacetat)
Oxide	ca. 2 % (1,8-Cineol)

Quelle: PVL

WIRKUNG
Antibakteriell, antiviral, immunstärkend, entkrampfend, antimykotisch

Im Gegensatz zum „feurigen" Thymian wächst dieser Thymian nicht in Meeresnähe, sondern in höheren Lagen in der Provence, wo er hohe Mengen des hautfreundlichen Monoterpenols Linalool bildet. Aufgrund des geringen Phenolanteils (nur ca. 3 % Thymol) ist *Thymian Linalool* ein gut verträgliches, mild duftendes Thymianöl, das auch Kinder, Schwangere und Hochbetagte unbedenklich verwenden können. Es beruhigt krampfartige Hustenanfälle, z. B. bei Keuchhusten und Krupphusten, und wirkt unterstützend in der Genesungsphase nach einer durchstandenen Grippe.

ANWENDUNG
Erkältung, Keuchhusten, Krupphusten, Mittelohrentzündung, Nebenhöhlenentzündung, Erschöpfung in der Rekonvaleszenz

HINWEISE
» Bei fachgerechter Dosierung sind keine Nebenwirkungen bekannt.

GUT GEEIGNET FÜR
✓ Raumbeduftung
✓ Balsam, Ölmischung
✓ Inhalation, Nasendusche

Für Kleinkinder ab einem Jahr in einer Verdünnung von 0,5 %

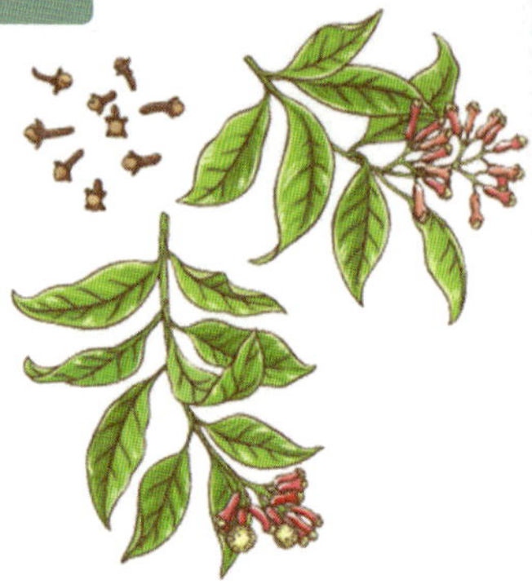

NELKENKNOSPE

DAS ANTIBIOTISCHE ÖL

Pflanze: Gewürznelkenbaum
(Syzygium aromaticum)
Duft: Würzig, weihnachtlich, aromatisch

Wichtige Inhaltsstoffe

Phenole	75–84 % (Eugenol)
Ester	9–20 % (Eugenylacetat)
Sesquiterpene	6–14 % (β-Caryophyllen)

Quelle: PVL

WIRKUNG

Stark antibakteriell (bei grampositiven und gramnegativen Bakterien), stark antiviral, stark schmerzlindernd, entzündungshemmend, durchwärmend, nervenstärkend

Nelkenknospe ist wie *Thymian Thymol* ein pflanzliches Breitbandantibiotikum. Einer der Hauptinhaltstoffe ist das Phenol Eugenol, das nachweislich die Schwarmintelligenz von Bakterien stören kann. Das Öl ist haut- und schleimhautreizend und wird deshalb erst ab dem 12. Lebensjahr eingesetzt. Es ist sehr wirkungsvoll bei schmerzhaften Erkrankungen der oberen Atemwege. Durch die stark antibakterielle Wirkung eignet es sich besonders in Desinfektions- und Hygieneprodukten. Das Öl wird selten einzeln, sondern eher in Kombination mit geeigneten ätherischen Ölen verwendet.

ANWENDUNG

Bronchitis, Nebenhöhlenentzündung, Mandelentzündung, Prävention

HINWEISE

» Nur kurzzeitig anwenden
» Verdünnung max. 1 %-ig
» Nicht für Schwangere
» Nicht für Säuglinge und Kleinkinder

GUT GEEIGNET FÜR

✓ Raumdesinfektion
✓ Hygieneprodukte
✓ Riechsalz
✓ Auflage, Wickel

Für Kinder ab 12 Jahren in einer Verdünnung von 1 %

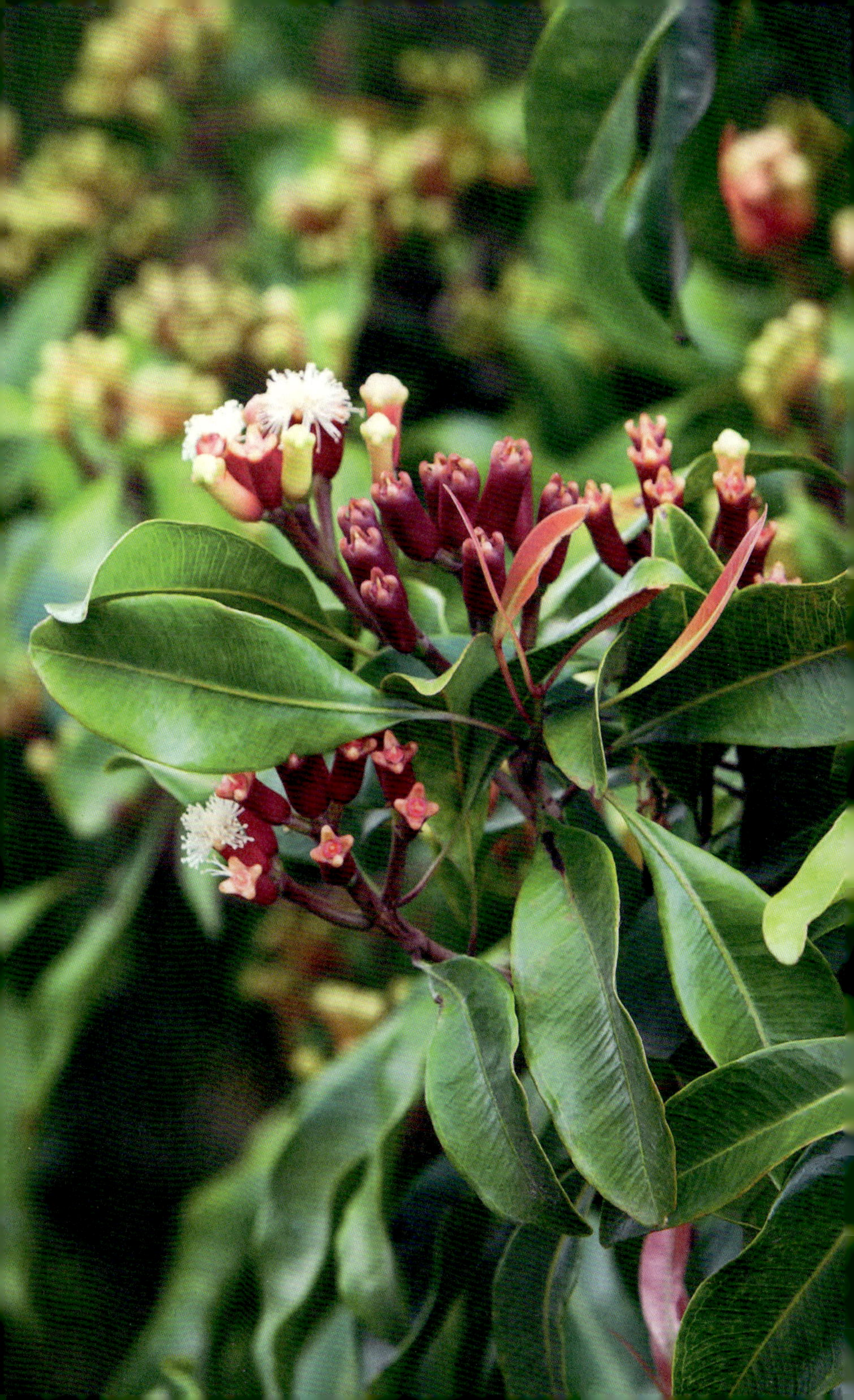

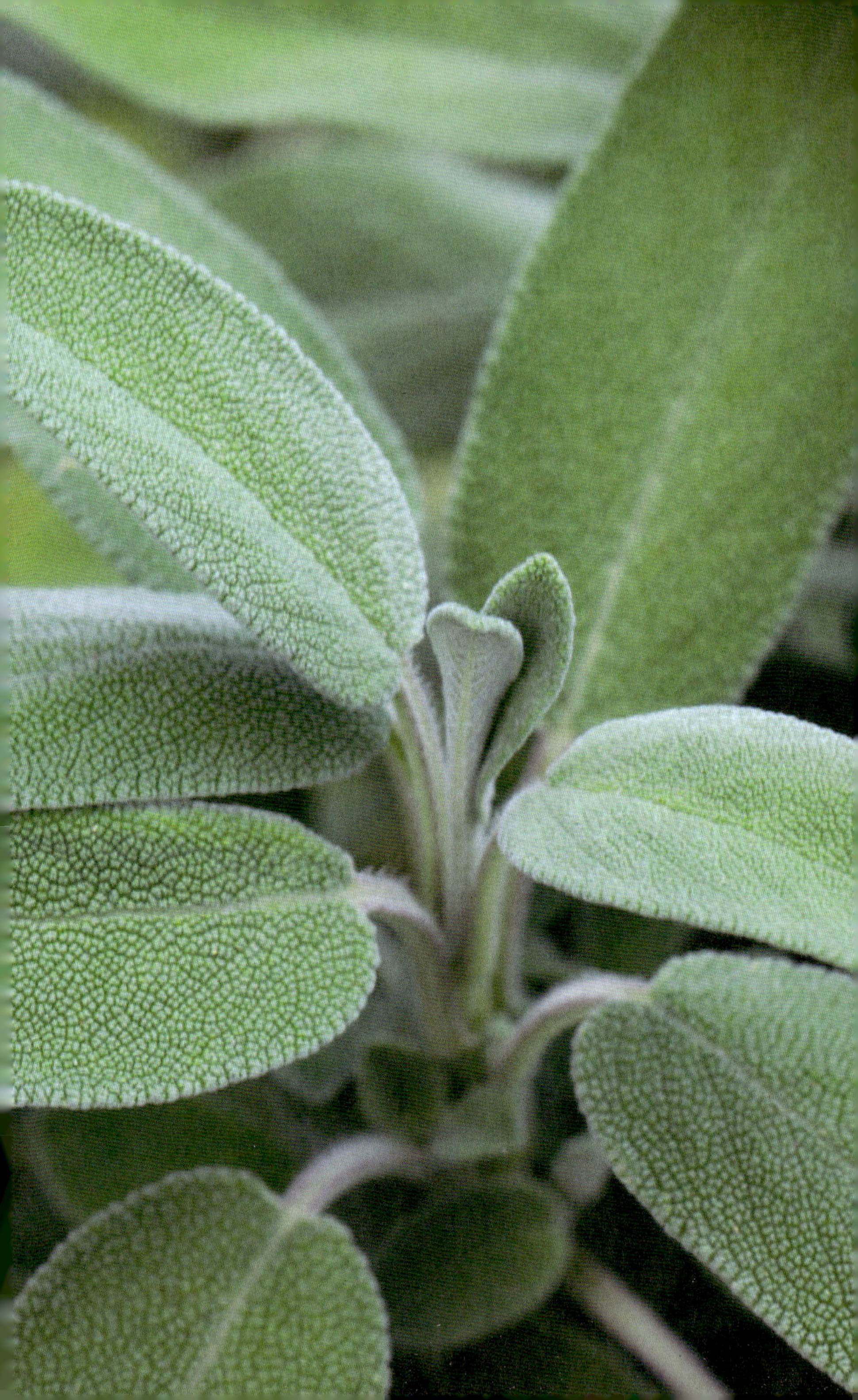

Die Wirkstoffgruppe der Ketone

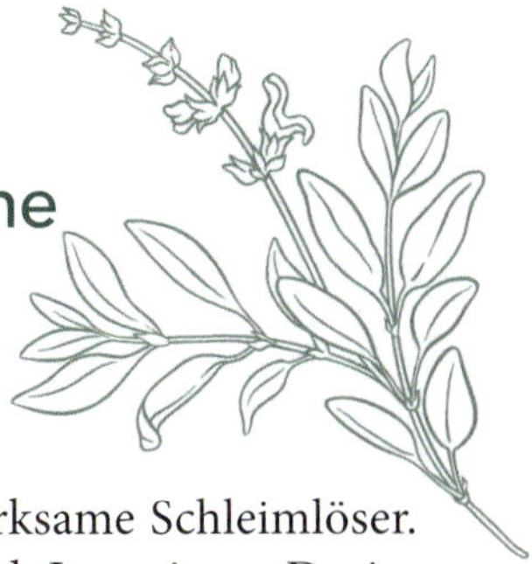

Schleimlösend und auswurffördernd

Monoterpenketone oder Ketone sind äußerst wirksame Schleimlöser. Sie wirken auswurffördernd und zellregenerierend. In geringer Dosierung stimulieren ätherische Öle mit Ketonen die Psyche und stärken das Nervensystem.
Wie Phenole zählen auch Ketone zu den problematischen Stoffgruppen in ätherischen Ölen, weshalb die sachgemäße Anwendung der nachfolgend genannten ätherischen Öle sehr wichtig ist. Ganz besondere Vorsicht ist bei den Ölen geboten, die die Monoterpenketone Thujon, Borneon (Campher), Pinocamphon und Pulegon enthalten. Schwangere, Kinder und Epileptiker sollten generell keine stark ketonhaltigen Öle verwenden. Bei falscher Anwendung können diese unter Umständen einen Abort bzw. einen epileptischen Anfall auslösen oder allgemein nervenschädigend wirken.
Die Monoterpenketone Menthon, Fenchon, Carvon, Verbenon und alle Sesquiterpenketone sind hingegen deutlich besser verträglich.

Ketonhaltige ätherische Öle

	Ätherisches Öl	Ketongehalt	Monographie
Lippenblütengewächse	*Salbei*	ca. 40 %	S. 40
	Ysop	60–65 %	S. 41
	Rosmarin Campher	17–27 %	S. 42
	Pfefferminze	ca. 30 %	–
	Speiklavendel	10–18 %	–
	Rosmarin Cineol	10–13 %	–
	Lavandin (→ Ester)	4– 8 %	S. 57

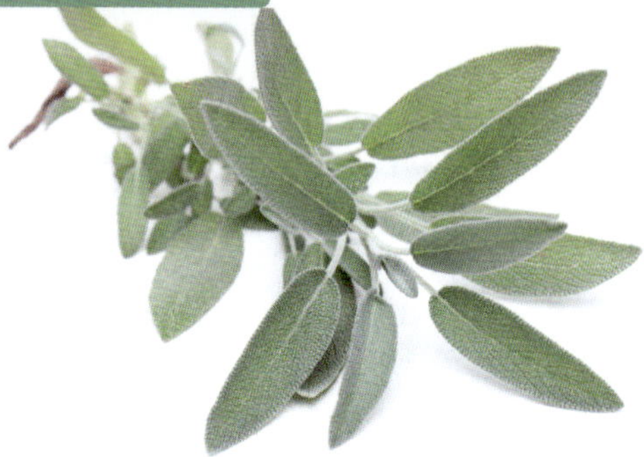

SALBEI

DAS HALSWOHL-ÖL

Pflanze: Echter Salbei
(Salvia officinalis)
Duft: Klar, reinigend, würzig

Wichtige Inhaltsstoffe

Monoterpenketone	max. 40 % (Thujon)
Sesquiterpene	(v. a. α-Humulen und β-Caryophyllen)
Oxide	8–13 % (1,8-Cineol)

Quelle: PVL

WIRKUNG
Antibakteriell, stark antiviral, schleimlösend, auswurffördernd, immunstärkend, hormonell ausgleichend

Echter Salbei ist eine alte Heilpflanze, die schon im frühen Mittelalter in Klostergärten kultiviert wurde. Unseren Vorfahren galt die Pflanze als „Heilbringer“ oder „Retter“. Salbeiöl ist vor allem für seine stark antibakterielle Aktivität bei grampositiven Bakterien bekannt und deshalb sehr wirksam bei Mandelentzündung, Zahnfleischentzündung, Bronchitis und Grippe. Das Öl wird immer nur kurzzeitig und unter Berücksichtigung der folgenden Hinweise angewendet. Schon ein Tropfen ätherisches Salbeiöl entspricht der Wirkstoffmenge von ca. 43 Tassen Salbeitee.

ANWENDUNG
Grippaler Infekt, Mandelentzündung, Nebenhöhlenentzündung, Bronchitis

HINWEISE
» Thujongehalt: max. 40 %
» Nicht für Schwangere
» Nicht für Epileptiker
» Nicht für Säuglinge, Kleinkinder

GUT GEEIGNET FÜR
✓ Raumbeduftung
✓ Brustbalsam, Brustöl
✓ Rachenspray
✓ Gurgeln
✓ Wickel

Für Kinder ab 12 Jahren in einer Verdünnung von 0,5 %

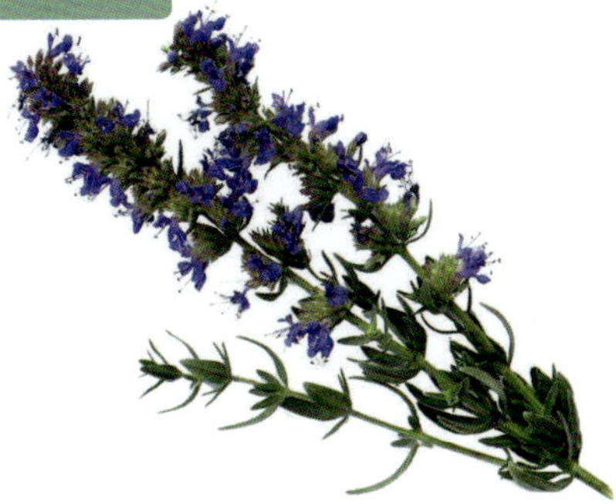

YSOP

DAS STARK WIRKSAME HUSTENÖL

Pflanze: Ysop, Bienenkraut
(Hyssopus officinalis)
Duft: Klar, streng, würzig

Wichtige Inhaltsstoffe

Monoterpenketone	60–65 % (Pinocamphon)
Monoterpene	ca. 20 % (Pinene)
Oxide	1– 5 % (1,8-Cineol)

Quelle: PVL

WIRKUNG

Antiinfektiös, antiviral, stark schleimlösend, entzündungshemmend, antiasthmatisch, konzentrationsfördernd

In der Aromatherapie wird das gegen Hustenanfälle wirksame Ysopöl nur bei gesunden Erwachsenen verwendet. Bei manchen Menschen wirkt Ysopöl auch als Anfallsprophylaxe bei Asthma bronchiale. Das enthaltene Monoterpenketon Pinocamphon ist sehr stark wirksam, weshalb *Ysop* maximal 3 %-ig dosiert eingesetzt werden sollte. Für Erwachsene sollte Pinocamphon – bei richtiger Dosierung – jedoch kein Problem sein. Bei falscher Anwendung kann Ysopöl nervenschädigend und bei Schwangeren abortiv wirken.

ANWENDUNG

Bronchitis, Asthma bronchiale, Nebenhöhlenentzündung, Angina

HINWEISE

» Höchstens 3 %-ig verwenden
» Nicht für Schwangere
» Nicht für Epileptiker
» Nicht für Säuglinge, Kleinkinder und Kinder

GUT GEEIGNET FÜR

✓ Raumbeduftung
✓ Brustbalsam
✓ Brustöl
✓ Inhalation
✓ Bäder
✓ Wickel

Für Erwachsene ab 18 Jahren

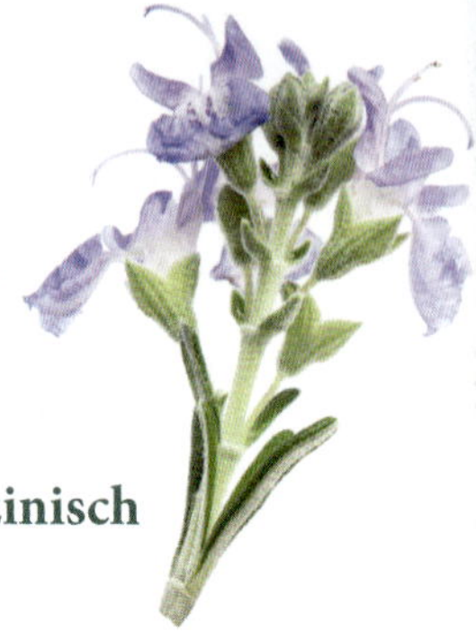

ROSMARIN CAMPHER

DAS KREISLAUFSTÄRKENDE ERKÄLTUNGSÖL

Pflanze: Rosmarin
(Rosmarinus officinalis, Ct. campher)
Duft: Frisch, kampferartig, leicht holzig, medizinisch

Wichtige Inhaltsstoffe

Monoterpenketone	17–27 % (v.a. Campher)
Oxide	15–23 % (1,8-Cineol)
Monoterpene	15–20 % (α-Pinen)
Ester	ca. 2,5 % (Bornylacetat)

Quelle: PVL

WIRKUNG:
Antiviral, antibakteriell, schleimlösend, auswurffördernd, immunstärkend, schmerzlindernd, kreislaufanregend, raumluftdesinfizierend

Rosmarin bildet je nach Region unterschiedliche Hauptinhaltstoffe aus. *Rosmarin Campher* wirkt im Vergleich zu anderen Rosmarinöl-Typen am stärksten kreislaufanregend, schleimlösend und auswurffördernd. Das Öl hat sich zur Raumluftdesinfektion bewährt. Schon während der Pestzeiten wurde es zusammen mit Lavendel hierfür eingesetzt. Es ist besonders geeignet für Menschen, die während einer Erkältung oder Fieber unter Schwächeanfällen und Kreislaufproblemen leiden.

ANWENDUNG
Husten, Bronchitis, Nebenhöhlenentzündung, fieberbedingte Kreislaufprobleme, Rekonvaleszenz

HINWEISE
» Nicht für Schwangere
» Nicht für Epileptiker
» Nicht für Säuglinge und Kleinkinder

GUT GEEIGNET FÜR
✓ Raumbeduftung
✓ Balsam, Ölmischung
✓ Hygieneprodukte
✓ Riechstift, Riechsalz

Für Kinder ab 6 Jahren in einer Verdünnung von 0,5 %

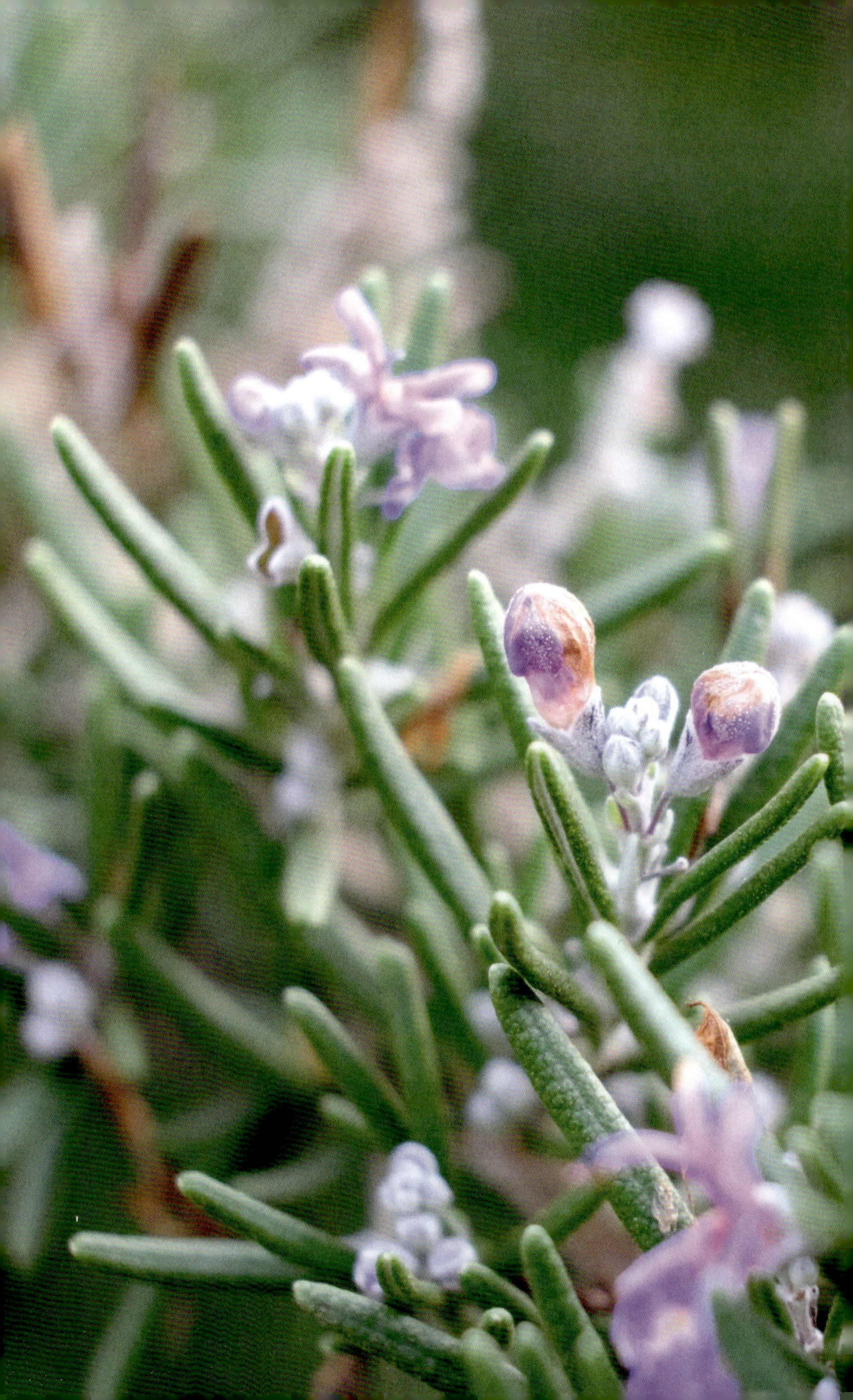

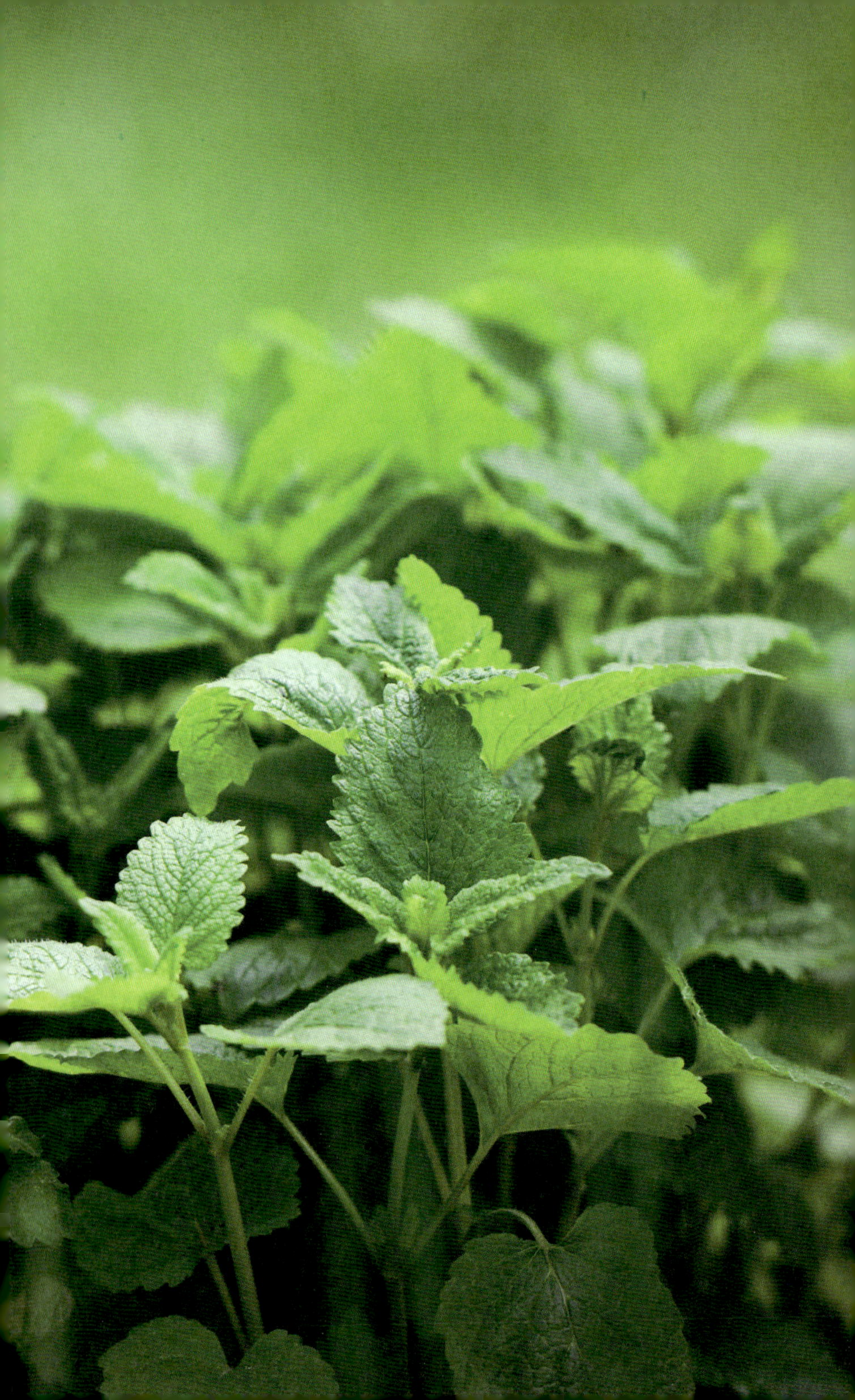

Die Wirkstoffgruppe der Aldehyde

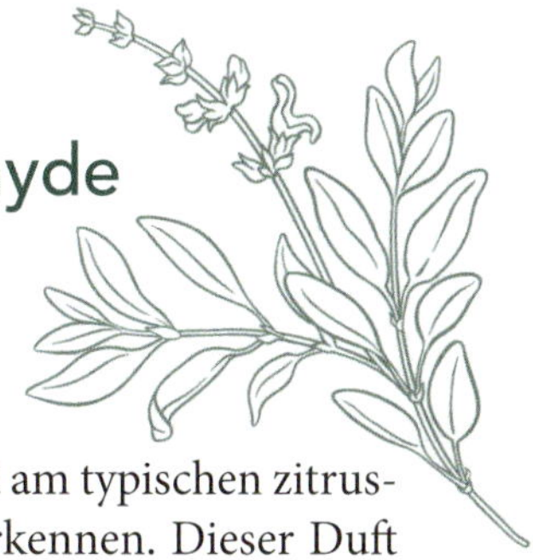

Antiviral, entzündungshemmend, immunstärkend

Monoterpenaldehyde, kurz Aldehyde genannt, sind am typischen zitrusartigen Duft von Lemongrass und Citronella zu erkennen. Dieser Duft wird überwiegend durch Citral A (Geranial) und Citral B (Neral) gebildet. Citral ist das am häufigsten vorkommende Aldehyd in ätherischen Ölen.

Aldehyde sind höchst wirksame Stoffe mit antiviralen, entzündungshemmenden und immunstärkenden Eigenschaften. Ätherische Öle mit hohen Aldehydanteilen sollten jedoch in der Duftlampe vorsichtig dosiert und auf der Haut maximal 1%-ig verwendet werden, da sie bei höherer Dosierung einerseits übermäßig aktivieren und andererseits hautreizend wirken können.

Die beiden nachfolgend vorgestellten citralhaltigen ätherischen Öle sind hinsichtlich ihrer Verwendung sehr unterschiedlich: Lemongrassöl eignet sich hervorragend zur Keimreduzierung, z. B. in Raumsprays, im Vernebler oder in Seifen. Melisse ist ein bewährtes ätherisches Öl in Körperölmischungen zur Steigerung der Immunabwehr und zur punktuellen Behandlung von Fieberbläschen.

Citralhaltige ätherische Öle

	Ätherisches Öl	Citralgehalt	Monographie
Lippenblütengewächse	*Melisse*	40–60 %	S. 46
Süßgräser	*Lemongrass*	50–80 %	S. 47
Lorbeergewächse	*Litsea*	ca. 63 %	– –
Eisenkrautgewächse	*Zitronenverbene*	15–25 %	–

MELISSE

BALSAM FÜR DAS IMMUNSYSTEM

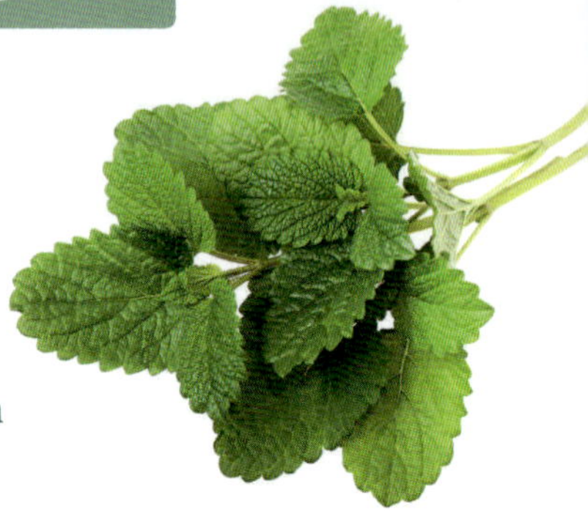

Pflanze: Zitronenmelisse (Melissa officinalis)
Duft: Frisch, honigartig, sanft, warm

Wichtige Inhaltsstoffe

Monoterpen-aldehyde	40–60 % (Geranial, Neral, Citronellal)
Sesquiterpene	12–28 % (v. a. β-Caryophyllen und Germacren)
Monoterpenole	3– 5 %

Quelle: PVL

WIRKUNG

Immunstärkend, krampflösend, antiviral, antibakteriell, entzündungshemmend, schmerzlindernd

Melissenöl hat ein breitgefächertes Wirkspektrum und ist unersetzlich bei tiefer Erschöpfung und Kraftlosigkeit (ev. in Verbindung mit Angstzuständen) während und nach einer schweren Grippe. Reines Melissenöl ist sehr hochpreisig, weshalb es u. a. als *Melisse 30 %* (mit 70 %-igem Lavendelöl-Anteil) angeboten wird. Das Öl stärkt das Immunsystem, entspannt, fördert einen erholsamen Schlaft und wirkt wie Balsam für Herz und Seele. Schon eine ganz kleine Menge des kostbaren Öls ist ausreichend.

ANWENDUNG

Abwehrschwäche, Burnout, Angst (z. B. bei Luftnot), allergischer Schnupfen, Fieberbläschen (bei Neigung zu Herpes)

HINWEISE

» Als 1-ml-Fläschchen erhältlich (25–30 Tropfen)
» nicht ersetzbar durch das Öl *Melisse indicum* (andere Pflanze und andere Wirkstoffe)

GUT GEEIGNET FÜR

✓ Lippenbalsam
✓ Stärkungsspray
✓ Roll-On
✓ Nasenöl
✓ Bonbon, Sole-Pastille

Für Kleinkinder ab 6 Monaten in einer Verdünnung von 0,5 %

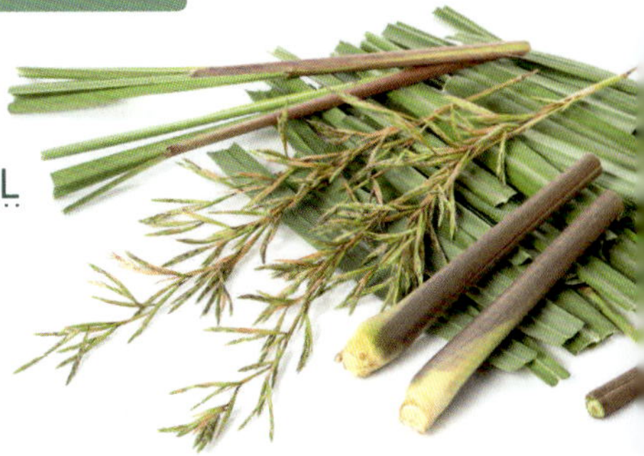

LEMONGRASS

DAS FRISCHE, ABWEHRSTARKE ÖL

Pflanze: Zitronengras (Cymbopogon flexuosus)
Duft: Zitrusartig, frisch, herb

Wichtige Inhaltsstoffe

Monoterpen-aldehyde	70–80 % (Geranial, Neral)
Monoterpenole	2– 8 % (Geraniol)
Monoterpene	ca. 5 %

Quelle: PVL

WIRKUNG

Stark antiviral, stark antibakteriell (vor allem bei grampositiven Bakterien), immunstärkend, entzündungshemmend, schmerzlindernd

Lemongrassöl hat sich zur Vorbeugung und zum Schutz vor Ansteckung während einer Grippewelle bewährt. Durch die keimreduzierenden Eigenschaften und dem angenehmen Duft eignet es sich besonders gut zur Raumluftdesinfizierung und für Hygieneprodukte. In der Genesungsphase nach einer Erkrankung hilft der frische und aufmunternde Duft, die Lebenskräfte wieder zu mobilisieren und dem Alltag gestärkt entgegenzutreten. Das Öl lässt sich gut mit verschiedenen Baum- und Zitrusdüften mischen.

ANWENDUNG

Erkältung, Grippe, Fieber, Kopfschmerzen, Rekonvaleszenz

HINWEISE

» Stark hautreizend, maximal 1%-ig dosieren

GUT GEEIGNET FÜR

✓ Raumbeduftung
✓ Körperöl
✓ Raumhygiene
✓ Handhygiene und Seife
✓ Riechstift, Riechsalz

Für Kinder ab 6 Jahren in einer Verdünnung von 0,5 %

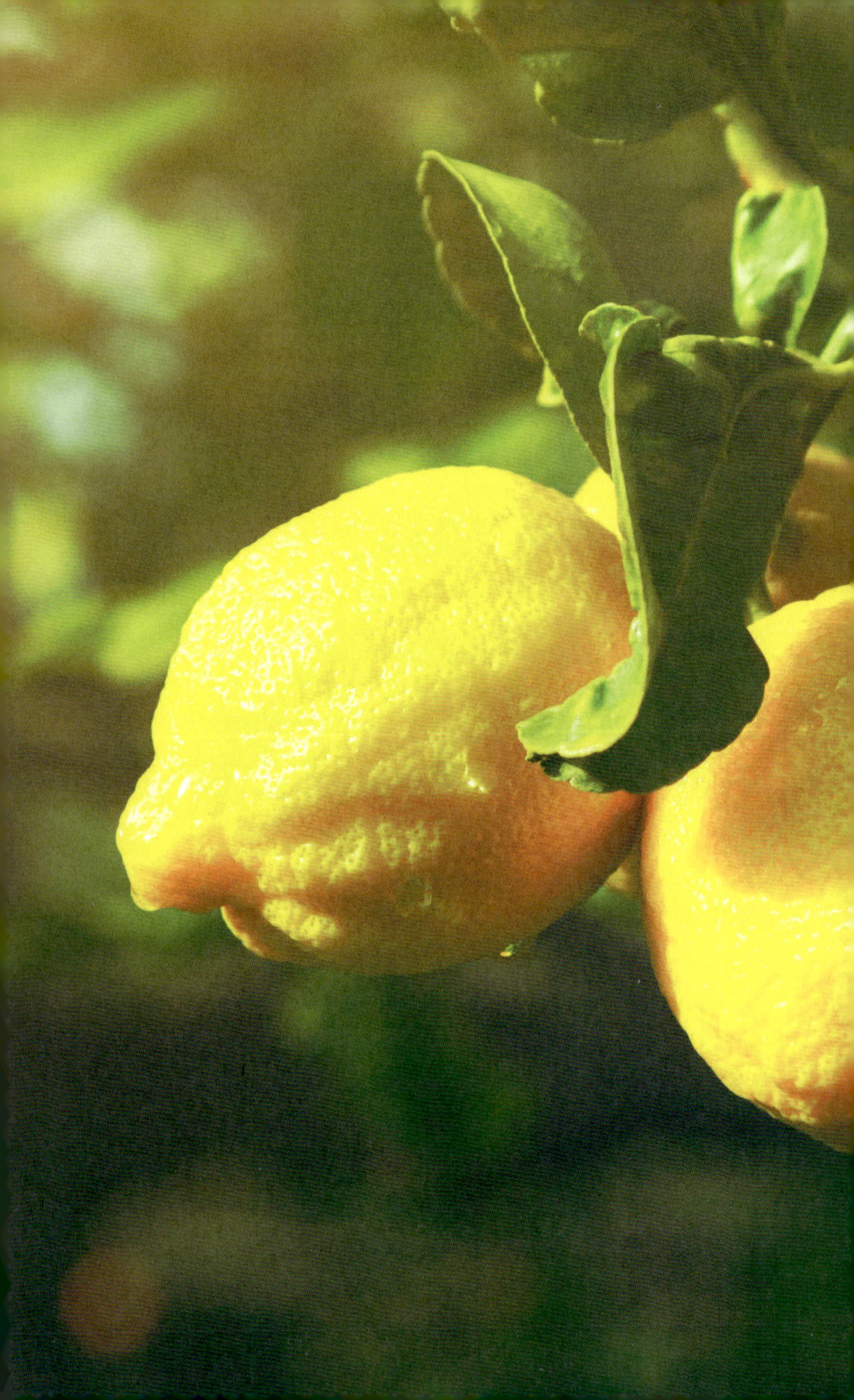

Die Wirkstoffgruppe der Monoterpene

Antiviral, antibakteriell, immunstärkend

Monoterpene sind aromatisch duftende Wirkstoffe, die in fast allen ätherischen Ölen vorkommen. Da ihre Duftmoleküle klein und leicht sind, zählen sie zu den hochflüchtigen Stoffen. Ätherische Öle mit hohen Anteilen an Monoterpenen, wie z. B. die europäischen Nadelbaumöle und Zitrusöle, haben eine antivirale, antibakterielle, lymphflussfördernde, entzündungshemmende, schleimregulierende und immunstärkende Wirkung. Das macht sie zu geeigneten Helfern bei der Behandlung und Begleitung von Atemwegserkrankungen.

Raumduftmischungen mit Baum- und Zitrusölen schützen vor Keimen in der Raumluft und in der Erkältungszeit vor Ansteckung. Sie sind positive Stimulanzien für unsere Widerstandskräfte und stärken die Lebensgeister. Monoterpene sind sehr reaktive Stoffe, die leicht oxidieren und dadurch die Haut reizen können. Deshalb sollten Baum- und Zitrusöle nach dem Öffnen der Flasche nur 18 Monate in Körperölen oder in der Badewanne verwendet werden.

Ätherische Öle mit Monoterpenen

	Ätherisches Öl	Monoterpengehalt	Monographie
Rautengewächse	*Zitrone*	75–95 %	S. 50
	Mandarine rot	90–93 %	–
	Grapefruit	90–95 %	–
	Bergamotte	35–42 %	–
	Orange	93–96 %	–
Doldenblütler	*Angelikawurzel*	70–85 %	S. 51
Kieferngewächse	*Weißtanne*	72–78 %	S. 52
	Latschenkiefer	60–65 %	S. 53
	Zirbelkiefer	84–93 %	–

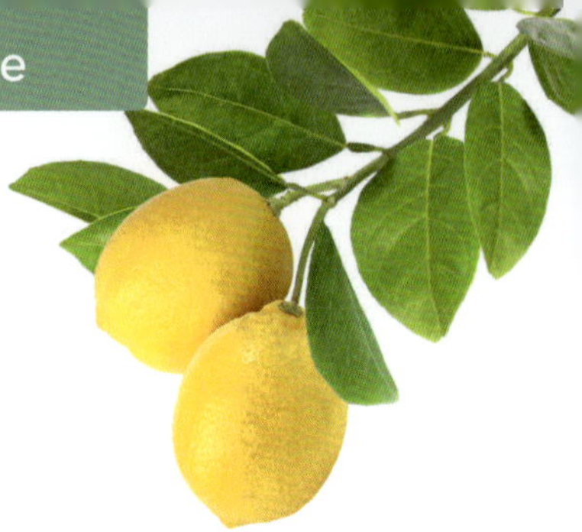

ZITRONE

DAS ERSTE-HILFE-ERKÄLTUNGSÖL

Pflanze: Zitronenbaum (Citrus limon)
Duft: Zitrusartig, frisch, herb

Wichtige Inhaltsstoffe

Monoterpene	ca. 90 % (v. a. Limonen)
Aldehyde	ca. 2 %

Quelle: PVL

WIRKUNG
Antiseptisch, antiviral, antibakteriell, desinfizierend, fiebersenkend, immunstärkend, entzündungshemmend

Zitronenöl ist ein beliebtes Hygiene- und Erste-Hilfe-Öl. Aufgrund seiner antiviralen Eigenschaften schützt es vor Erkältungen und grippalen Infekten und eignet sich z. B. auch für die Beduftung eines Mund-Nasenschutzes. Wegen seines frischen Dufts wird Zitronenöl gerne zur Raumbeduftung und vor allem im Krankenzimmer verwendet. Der Duft hat zudem eine beruhigende Wirkung bei krankheitsbedingten Ängsten. Durch Zugabe von Zitronenöl in Waden- oder Pulswickel kann die Körpertemperatur bei Fieber um ca. 1 °C gesenkt werden.

ANWENDUNG
Erkältung, Grippe, Bronchitis, Fieber, Raumluftdesinfektion

HINWEISE
» Bei fachgerechter Dosierung sind keine Nebenwirkungen bekannt.
» Nach Anwendung auf der Haut 2–4 Std. UV-Strahlung meiden (das Öl kann phototoxisch wirken)

GUT GEEIGNET FÜR
✓ Raumbeduftung
✓ Balsam, Ölmischung
✓ Gurgeln, Pastillen, Spray
✓ Maske, Roll-On
✓ Wickel, Kompressen
✓ Handhygienespray, Seife
✓ Bäder, Sauna

Für Säuglinge in einer Verdünnung von 0,2 %; Kleinkinder 0,5 %

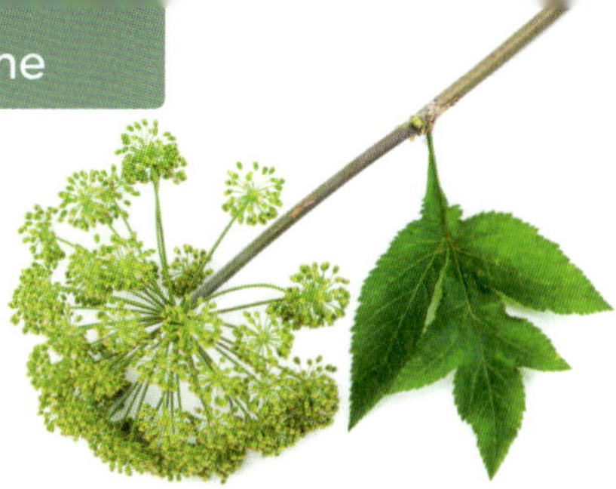

ANGELIKAWURZEL

DAS SINUSITISÖL

Pflanze: Erzangelika, Engelwurz (Angelica archangelica)
Duft: Bitter, aromatisch, erdig

Wichtige Inhaltsstoffe

Monoterpene	70–85 % (Pinene, Phellandrene, Limonen)
In Spuren: Ester, Furocumarine und Pentadecanolid	

Quelle: PVL

WIRKUNG

Antiseptisch, schleimlösend, entkrampfend, schmerzlindernd, entzündungshemmend, immunstärkend, beruhigend, kraftspendend

Angelikawurzelöl ist in Kombination mit den Ölen *Myrte türkisch* und *Thymian Linalool* ein überaus bewährtes Mittel für Nasenbalsam und Inhalationen bei einer Nasennebenhöhlenentzündung. Will sich der Schleim bei Schnupfen nicht verflüssigen und lösen, hilft eine Inhalation mit Angelikawurzel- und Zitronenöl. Da das Öl zudem immunstärkend und kraftspendend wirkt, eignet es sich auch sehr gut für die Erkältungsprophylaxe in stressigen Zeiten oder nach Antibiotikaeinnahme.

ANWENDUNG

Nasennebenhöhlenentzündung, Erkältungsprophylaxe bei Stress, Rekonvaleszenz

HINWEISE

» Nach Anwendung auf der Haut 2–4 Std. UV-Strahlung meiden (Furocumarine wirken phototoxisch)
» Oxidiertes Öl (nach ca. 2 Jahren) kann hautreizend wirken.

GUT GEEIGNET FÜR

✓ Duftlampe
✓ Aroma-Vernebler
✓ Balsam
✓ Ölmischung
✓ Nasenspray
✓ Roll-On
✓ Inhalation, Gurgeln

Für Kleinkinder ab 6 Monaten in einer Verdünnung von 0,5 %

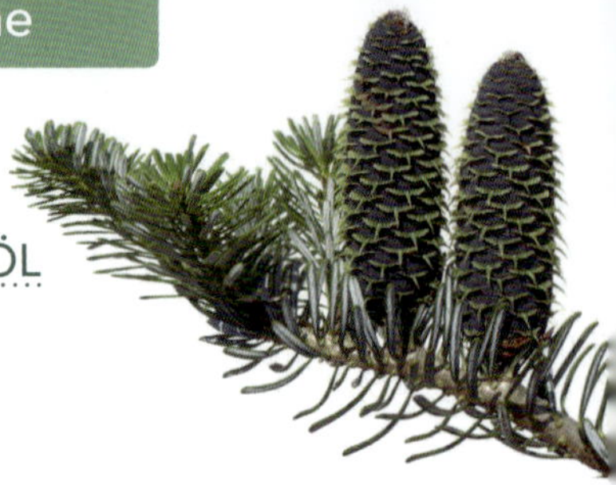

WEISSTANNE

DAS ATEMSTIMULIERENDE WINTERÖL

Pflanze: Edeltanne, Silbertanne (Abies alba)
Duft: Harzig-frisch, waldig, würzig

Wichtige Inhaltsstoffe

Monoterpene	72–78 % (v. a.Pinene)
Sesquiterpene	ca. 5,5 % (v. a. β-Caryophyllen)
Ester	ca. 1,3 % (Bornylacetat)

Quelle: PVL

WIRKUNG

Antiseptisch, schleimregulierend, auswurffördernd, entzündungshemmend, atmungsvertiefend, immunstärkend

Weißtanne ist eines der beliebtesten Baumöle mit stark antiseptischer Wirkung. Es erhöht die Aktivität der „Killerzellen" des Immunsystems bei der Bekämpfung von Krankheitserregern und reduziert stressbedingte Atembeschwerden. Durch die schleimlösende und atmungsvertiefende Wirkung wird es häufig bei Bronchitis, Schnupfen sowie Nebenhöhlenentzündung der Nase eingesetzt. Wegen seines weihnachtlich anmutenden Dufts wird das Öl gerne in den Wintermonaten verwendet.

ANWENDUNG

Bronchitis, Raucherhusten (COPD), Schnupfen, Nasennebenhöhlenentzündung, Atembeschwerden

HINWEISE

» Bei fachgerechter Dosierung sind keine Nebenwirkungen bekannt.
» Oxidiertes Öl (nach ca. 18 Monaten) kann hautreizend wirken.

GUT GEEIGNET FÜR

✓ Raumbeduftung
✓ Duftträger
✓ Balsam
✓ Ölmischung
✓ Inhalation
✓ Honig

Für Säuglinge in einer Verdünnung von 0,2 %, Kleinkinder 0,5 %

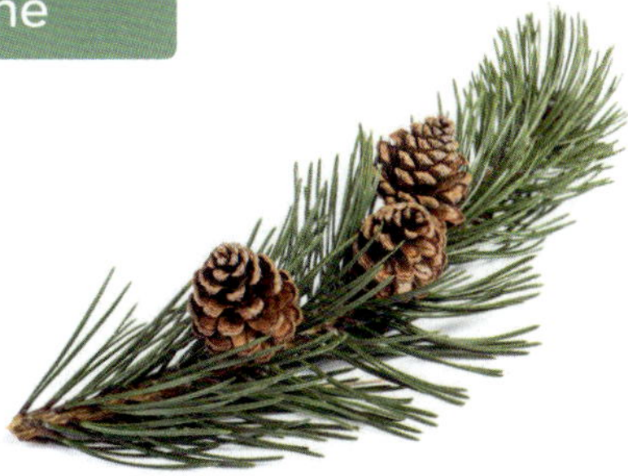

LATSCHENKIEFER

DAS ALPEN-ERKÄLTUNGSÖL

Pflanze: Latschenkiefer (Pinus mugo)
Duft: Frisch, klar, holzig-waldig

Wichtige Inhaltsstoffe

Monoterpene	ca. 90 % (v.a. Pinene und δ-3-Caren)
Sesquiterpene	ca. 3 %

Quelle: PVL

WIRKUNG
Antiseptisch, antibakteriell, schleimlösend, immunstärkend, entzündungshemmend

Den aromatischen Duft des Latschenkieferöls verbindet man mit der klaren Luft der alpinen Gebirgslandschaft. Er fördert die tiefe Atmung, stärkt die Abwehrkräfte und klärt die Raumluft. Durch die schleimlösende und entzündungshemmende Wirkung eignet sich das Öl sehr gut zur Inhalation (z. B. mit *Benzoe Siam*). Äußerlich angewendet wirkt das Öl durchblutungsfördernd und erwärmend. Deshalb wird es gerne in Mischungen für Brust- und atemstimulierende Einreibungen verwendet (z. B. Franzbranntwein).

ANWENDUNG
Bronchitis, Husten, allergischer Fließschnupfen, Erkältung, Grippe, Rekonvaleszenz, Raumluftreinigung

HINWEISE
» Bei fachgerechter Dosierung sind keine Nebenwirkungen bekannt.
» Ev. hautreizend im warmen Badewasser bei zu hoher Dosierung oder oxidiertem Öl

GUT GEEIGNET FÜR
✓ Raumbeduftung
✓ Balsam, Ölmischung
✓ Inhalation, Spray
✓ Riechstift, Riechsalz
✓ Franzbranntwein
✓ Bäder, Wickel, Sauna

Für Säuglinge in einer Verdünnung von 0,2 %; Kleinkinder 0,5 %

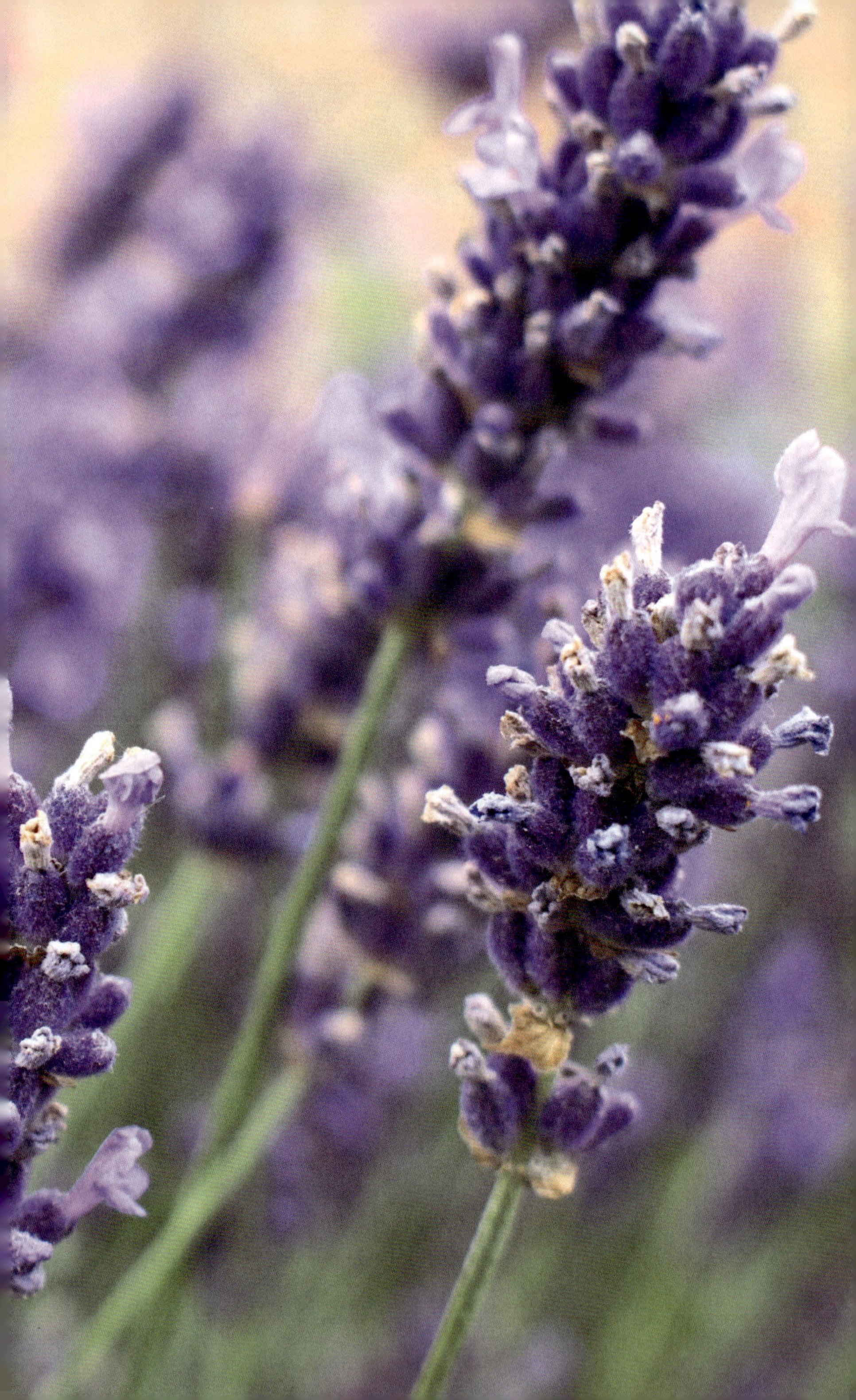

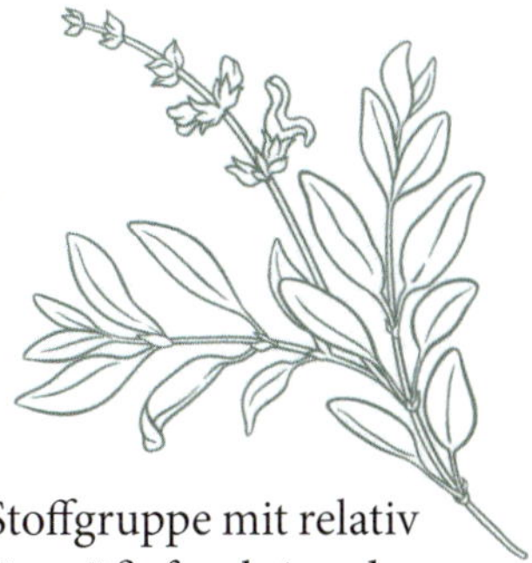

Die Wirkstoffgruppe der Ester

Entkrampfend, beruhigend, hautfreundlich

Monoterpenester, kurz Ester genannt, bilden eine Stoffgruppe mit relativ instabilen chemischen Verbindungen, die ausgeprägt süß, fruchtig oder blumig duften. Sie gehören zu den gut verträglichen Inhaltsstoffen ätherischer Öle, da sie sehr hautfreundlich sind und eine äußerst positive Wirkung auf unser Gemüt haben. Esterhaltige Öle haben schmerzlindernde, krampflösende und bei Entzündungen entstauende Eigenschaften. Speziell der Ester Bornylacetat, der in vielen Baumölen enthalten ist, beruhigt und entkrampft die Atemwege.
Alle Ester wirken sowohl körperlich entkrampfend und schmerzlindernd als auch psychisch entspannend. Esterhaltige Öle eignen sich besonders gut in Rezepturen für Kinder und ältere Menschen. Wenn beispielsweise Kinder unter krampfartigen Hustenanfällen leiden, sind esterhaltige Öle wie *Benzoe Siam* oder *Kamille römisch* in Kombination mit anderen kinderverträglichen Erkältungsölen gut geeignet, um die Krampfanfälle zu minimieren.

Esterhaltige ätherische Öle

	Ätherisches Öl	Estergehalt	Monographie
Korbblütler	*Kamille römisch*	70–80 %	S. 56
Lippenblütengewächse	*Lavandin* *Lavendel fein*	30–35 % 35–40 %	S. 57 –
Storaxbaumgewächse	*Benzoe Siam*	35–50 %	S. 58
Kieferngewächse	*„Fichtennadeln"* *Riesentanne*	25–35 % 12–18 %	S. 59
Rautengewächse	*Neroli* *Bergamotte*	6–20 % 28–36 %	– –

KAMILLE RÖMISCH

DAS KINDERÖL BEI HUSTENKRÄMPFEN

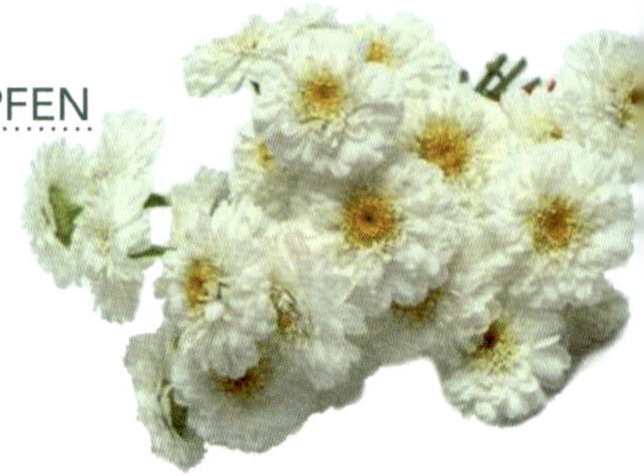

Pflanze: Römische Kamille (Chamaemelum nobile)
Duft: Süß, warm, krautig

Wichtige Inhaltsstoffe

Ester	70–80 % (Isobutyl-Angelat, Isoamyl-Angelat)
Monoterpenole	5–10 % (Pinocarveol)

Quelle: PVL

WIRKUNG

Krampflösend, entspannend, entstauend bei Entzündungen

Kamille römisch ist ein kostbares und hochpreisiges Öl, das bei Krampfanfällen, wie beispielsweise bei Keuchhusten oder Krupphusten, gute Wirkung zeigt. Die entspannende und beruhigende Wirkung des Öls hilft auch dann, wenn eine Erkältung zu übermäßiger Belastung im Alltag führt und Stress auslöst. Da das Öl psychisch entspannt und Ängste löst, hilft es insbesondere Kindern, nach Hustenattacken nachts wieder einzuschlafen. *Kamille römisch* kann als typisches „Kinderöl" bezeichnet werden.

ANWENDUNG

Husten, Bronchitis, Keuchhusten, Krupphusten, bei Atemnot, bei Stress während der Erkältungszeit

HINWEISE

» Bei fachgerechter Dosierung sind keine Nebenwirkungen bekannt.
» Als 1-ml-Fläschchen erhältlich (25–30 Tropfen)
» Für ältere und empfindliche Menschen gut geeignet

GUT GEEIGNET FÜR

✓ Duftlampe
✓ Aroma-Vernebler
✓ Brustbalsam
✓ Brustöl
✓ Nasenöl
✓ Inhalation
✓ Wickel
✓ Bäder

Ab Säuglingsalter in einer Verdünnung von 0,5 %

LAVANDIN

DAS REINIGUNGS- UND DESINFEKTIONSÖL

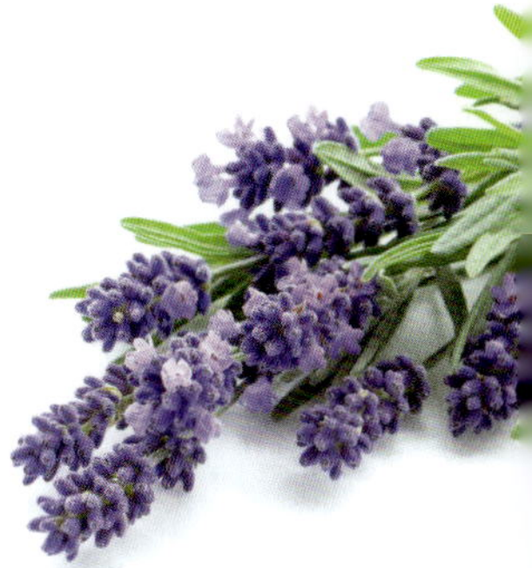

Pflanze: Lavendel-Hybride
(Lavandula x intermedia „Super")
Duft: Krautig, frisch, kampferartig

Wichtige Inhaltsstoffe

Ester	30–35 % (Linalylacetat)
Monoterpenole	30–35 % (Linalool)
Ketone	4– 8 % (Campher)
Oxide	4–8 % (1,8-Cineol)

Quelle: PVL

WIRKUNG

Antimikrobiell, antibakteriell, antiviral, entzündungshemmend, immunstärkend, atemstimulierend, desinfizierend, reinigend, klärend

Lavandin ist ein echter „Allrounder" in der Erkältungszeit und dazu noch ein besonders haut- und schleimhautfreundliches Öl. Wegen seiner breiten keimreduzierenden Wirkung wird das Öl in vielen Reinigungs- und Hygieneprodukten verwendet. Lavandinöl enthält neben den Hauptinhaltsstoffen von Lavendelöl zusätzlich noch geringe Anteile an Campher und 1,8-Cineol, die für eine schleimlösende und auswurffördernde Wirkung sorgen.

ANWENDUNG

Hand-, Oberflächen- und Raumluftreinigung, Erkältung, Grippe, Rekonvaleszenz

HINWEISE

» Bei fachgerechter Dosierung sind keine Nebenwirkungen bekannt.
» Auf Haltbarkeit achten

GUT GEEIGNET FÜR

✓ Raumbeduftung
✓ Balsam, Körperöl
✓ Inhalation
✓ Handhygienespray
✓ Seife

Für Kinder ab 6 Jahren in einer Verdünnung von 0,5 %

BENZOE SIAM

ATMEN IN GEBORGENHEIT

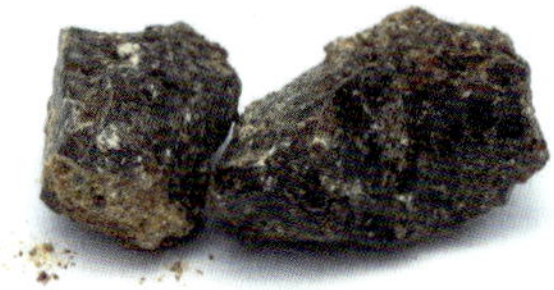

Pflanze: Benzoe Baum, Thailand (Styrax tonkinensis)
Duft: Balsamisch, sanft harzig, vanillig

Wichtige Inhaltsstoffe (unabhängig vom Ethanolgehalt)

Aromatische Ester	35–50 % (Benzylbenzoat)
Säuren	20–40 % (Benzoesäure)
Aromatische Aldehyde	2– 3 % (Vanillin)

Quelle: PVL

WIRKUNG

Schleimlösend, auswurffördernd, leicht antibakteriell, entzündungshemmend, immunstärkend, ausgleichend

Benzoe Siam ist der Alkoholauszug eines Baumharzes, das eine lange Tradition hinsichtlich seiner Heilwirkung hat. Das leicht zähflüssige „Öl" wirkt auswurffördernd, reizlindernd und beruhigend bei schmerzhaftem Husten, Kehlkopfentzündung und Halsschmerzen. Es ist eine gute schleimlösende Alternative zu oxidhaltigen Ölen, insbesondere für Säuglinge und Kleinkinder, aber auch für alle anderen, die auf Eukalyptusöle verzichten wollen. Die beruhigende Wirkung von *Benzoe Siam* fördert zusätzlich die psychische Stabilität während und nach einer Krankheitsphase.

ANWENDUNG

Husten, Bronchitis, Grippe, Kehlkopfentzündung, Halsschmerzen, Asthma, Rekonvaleszenz, Angst

HINWEISE

» Bei fachgerechter Dosierung sind keine Nebenwirkungen bekannt.
» Nicht für Vernebler und Duftbrunnen geeignet

GUT GEEIGNET FÜR

✓ Raumbeduftung
✓ Brustbalsam, Brustöl
✓ Inhalation, Bäder
✓ Riechstift, Riechsalz

Ab Säuglingsalter in einer Verdünnung von 0,5 %

„FICHTENNADELN" (SIBIRISCHE TANNE)

DAS ATMUNGSVERTIEFENDE TANNENÖL

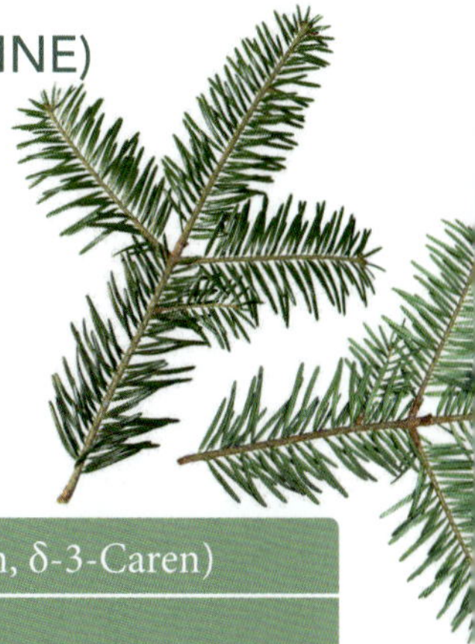

Pflanze: Sibirische Tanne (Abies sibirica)
Duft: Süß, waldig, frisch

Wichtige Inhaltsstoffe

Monoterpene	ca. 62 % (Camphen, α-Pinen, δ-3-Caren)
Ester	ca. 26,5 % (Bornylacetat)

Quelle: PVL

WIRKUNG

Stark krampflösend, schleimlösend, auswurffördernd, entzündungshemmend, raumluftdesinfizierend, immunstärkend

Sibirisches Tannenöl ist unter dem Handelsnamen „Fichtennadeln" bekannt. Dieses wunderbar waldig duftende Baumöl ist aufgrund des hohen Esteranteils ein sehr hilfreiches Öl bei Hustenkrämpfen. Es wirkt schleimlösend, auswurffördernd und entzündungshemmend und ist ein sehr hautfreundliches und gut verträgliches Öl für Menschen jeden Alters. Durch seine atmungsvertiefenden, entkrampfenden und beruhigenden Eigenschaften ist das Öl besonders wohltuend bei Atemnot.

ANWENDUNG

Erkältung, Husten, Bronchitis, Keuchhusten, Krupphusten, Atemnot, Atemstimulation, Ängste bei Krampfanfällen

HINWEISE

» Bei fachgerechter Dosierung sind keine Nebenwirkungen bekannt.
» Die geöffnete Flasche ist ca. 18 Monate haltbar.

GUT GEEIGNET FÜR

✓ Raumbeduftung
✓ Balsam
✓ Ölmischungen
✓ Inhalation
✓ Roll-On
✓ Fußbad, Wickel
✓ Sauna

Ab Säuglingsalter in einer Verdünnung von 0,5 %

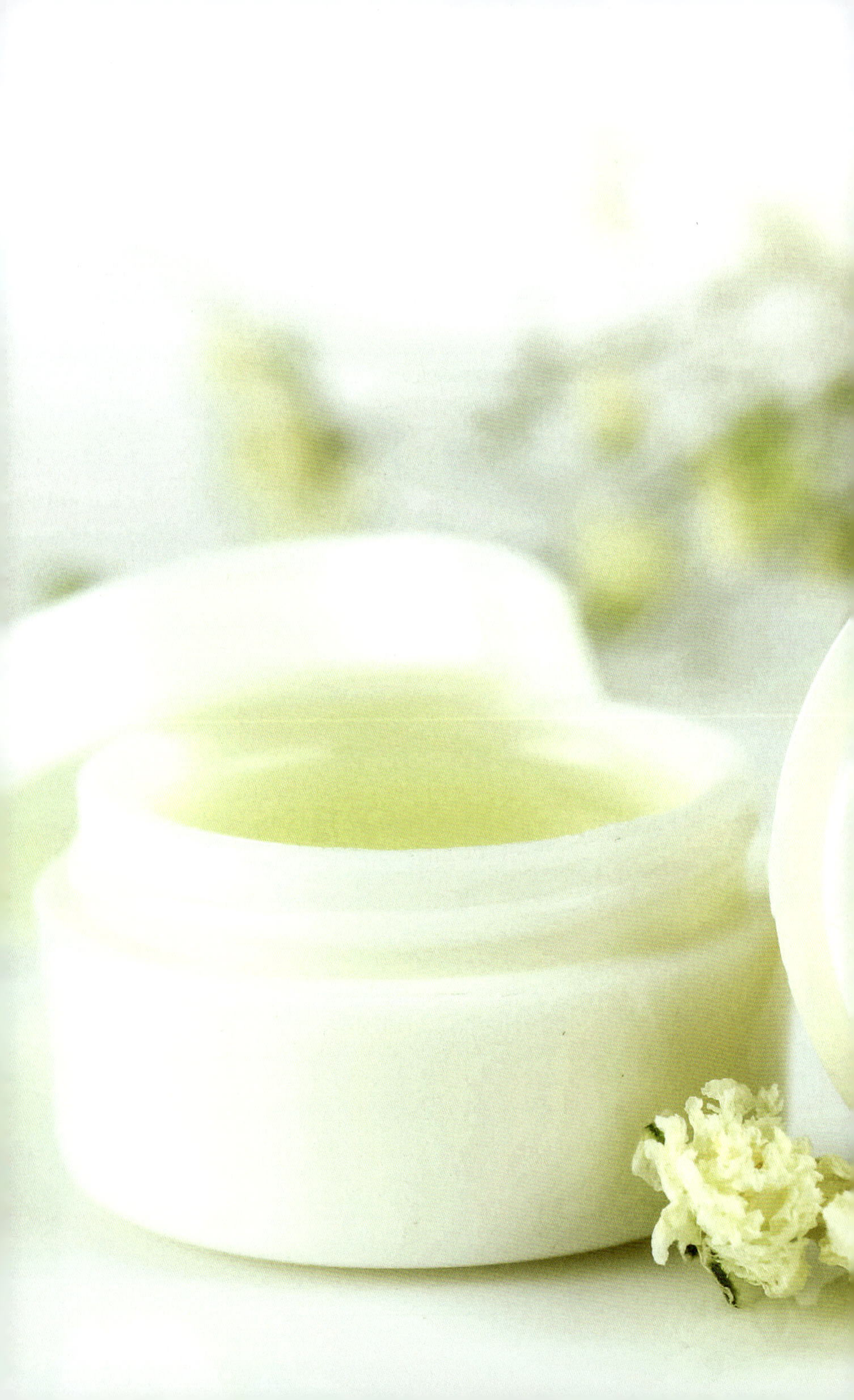

Rezepturen zum Selbermischen

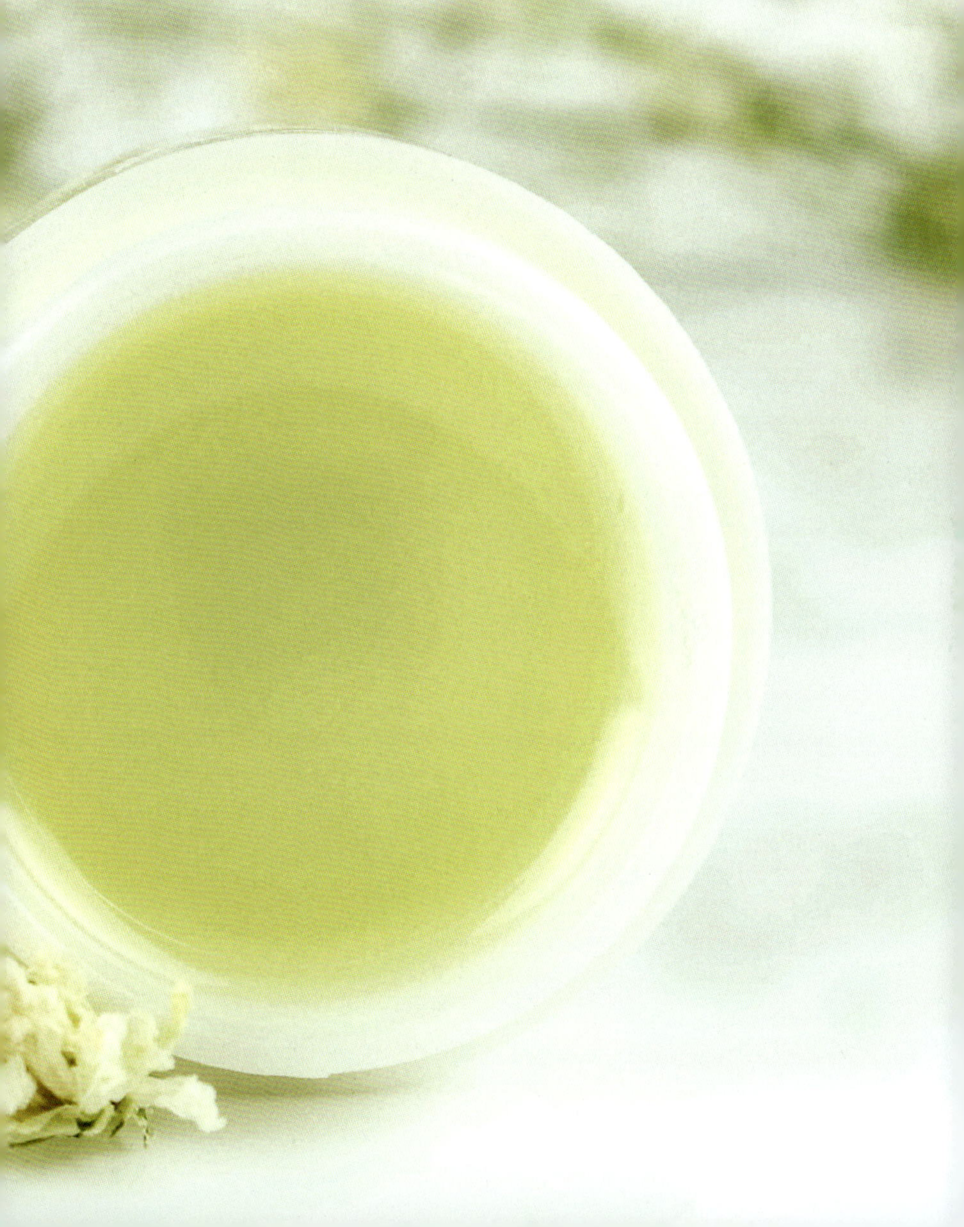

LEICHTER ATMEN DURCH KLÄRUNG DER RAUMLUFT

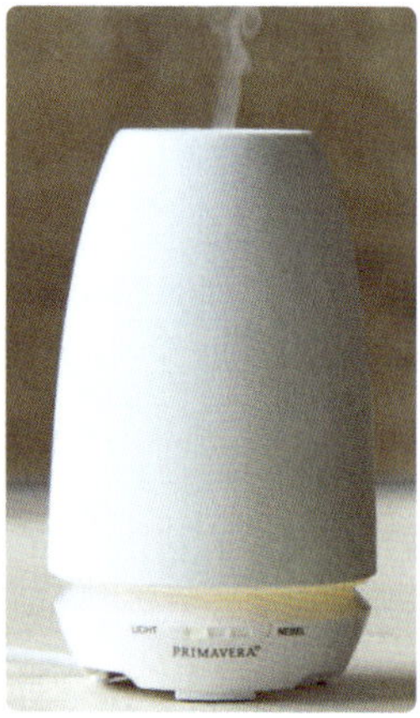

Die fünf wichtigsten ätherischen Öle:

Zitrone, Cajeput, Lemongrass, Myrte, Thymian Thymol und Thymian Linalool

Zusätzliches Öl:

Atlaszeder (oder Himalayazeder)

Raumbeduftung mit naturreinen ätherischen Ölen ist in der Erkältungs- und Grippezeit sehr sinnvoll. Neben der Verbreitung von angenehmen Düften dient sie der Keimreduzierung, erleichtert das tiefere Atmen und wirkt schleimlösend auf die Atemwege. Mit der entsprechenden Auswahl ätherischer Öle kann auch der Schlaf während einer Erkältung deutlich verbessert werden. In der Rekonvaleszenzphase helfen Düfte bei Stimmungsschwankungen und Müdigkeit.
Durch die sanfte Erwärmung von Wasser mit einigen Tropfen ätherischer Öle, z. B. mit einer elektrischen Duftlampe oder mittels der Kaltverneblung eines Aroma-Verneblers, gelangen die leicht flüchtigen Duftmoleküle in die Raumluft und werden über die Atemwege aufgenommen. Aroma-Vernebler haben zusätzlich den Vorteil, die Raumluft leicht zu befeuchten, was sich während der Winterzeit wohltuend auf die Schleimhäute auswirkt. Für größere Räume lohnt sich die Anschaffung eines Aroma-Streams, der die Duftstoffe über einen leisen Ventilator an die Raumluft abgibt. Alternativ bieten sich Raumsprays an, die leicht selbst gemischt werden können.

Fenster weit öffnen, lüften und wieder schließen. Danach die frische Raumluft mit den wertvollen Pflanzendüften anreichern und tief einatmen.

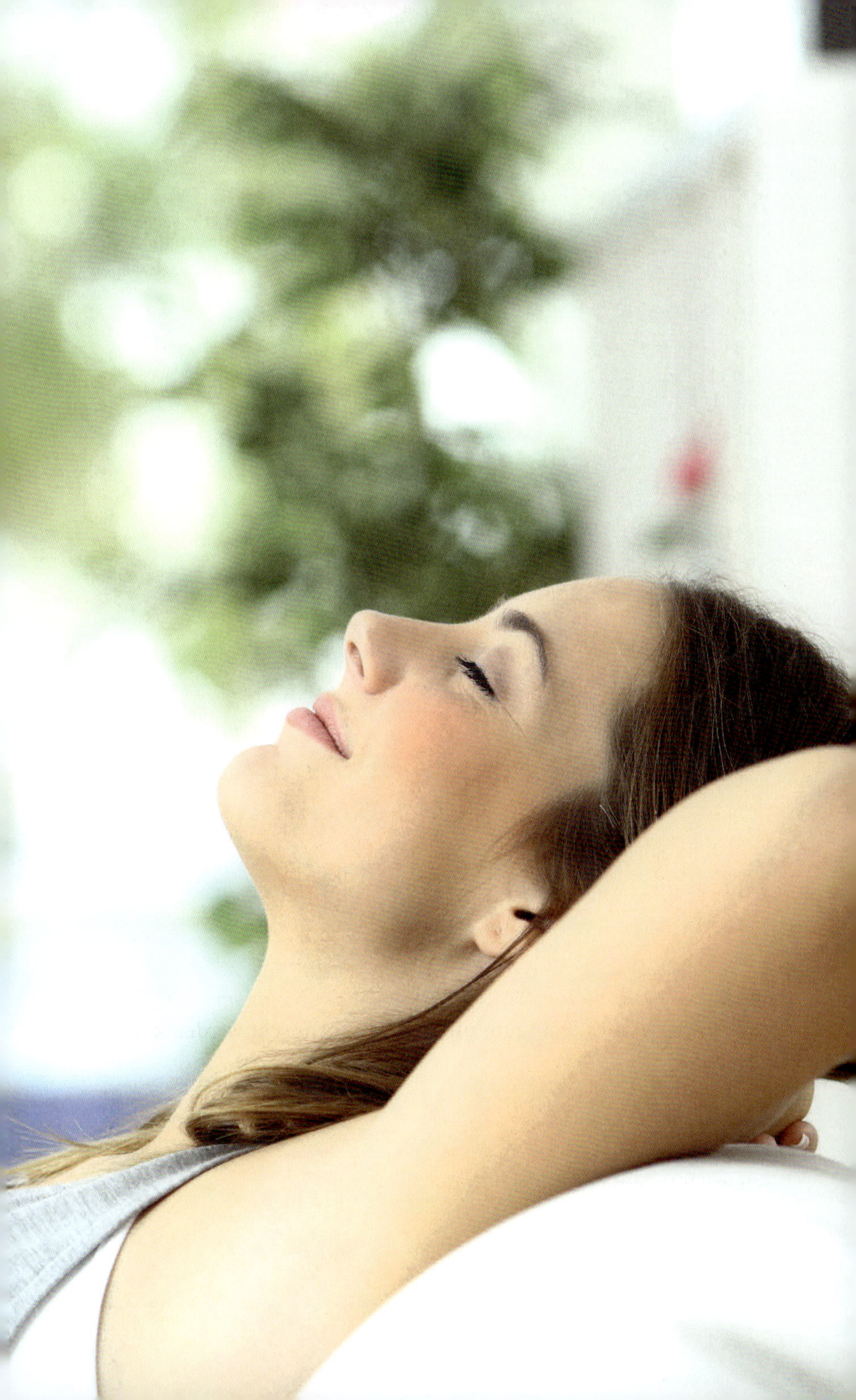

DUFTLAMPE UND AROMA-VERNEBLER

Duftlampen, ob elektrisch oder mit Kerze betrieben, haben immer eine relativ große Wasserschale, die mit frischem Wasser gefüllt wird. Für Kinder oder betreuungsbedürftige Menschen sollten immer nur elektrische Duftlampen verwendet werden.

Aroma-Vernebler beduften Räume mit einer Fläche bis zu 20 Quadratmetern. Bei vielen Geräten können sowohl der Grad der Verdunstung als auch das Licht individuell eingestellt werden. Der Wasserbehälter wird nach Herstellerangaben mit destilliertem Wasser bis zur angegebenen Höhe befüllt. Danach werden die ätherischen Öle laut Rezeptur in das Wasser geträufelt.

Hinweise: Die Vorratsmischungen sind mind. ein Jahr haltbar. *Benzoe Siam* ist aufgrund seiner zähflüssigen Konsistenz für Aroma-Vernebler nicht geeignet.

Vorratsmischung Keimschutz

- 60 Tropfen *Zitrone*
- 40 Tropfen *Myrte Anden*
- 25 Tropfen *Eukalyptus rad.*

Vorratsmischung Grippefrei

- 20 Tropfen *Cajeput*
- 20 Tropfen *Zitrone*
- 20 Tropfen *Lemongrass*
- 15 Tropfen *Ravintsara*
- 8 Tropfen *Thymian Thymol*

» Die Zutaten einer Grundmischung in ein 5-ml-Fläschchen geben und dieses mit Datum versehen. Von dieser Grundmischung 5–8 Tropfen in den Wasserbehälter des Gerätes träufeln.

Immunstark

- 3 Tropfen *Angelikawurzel*
- 3 Tropfen *Atlaszeder*
- 2 Tropfen *Rosmarin Camph.*

Bergluft-Immunkraft

- 3 Tropfen *Latschenkiefer*
- 3 Tropfen *Lorbeerblätter*
- 2 Tropfen *Myrte türkisch*

Waldbaden-Immunkraft

- 5 Tropfen *Weißtanne*
- 4 Tropfen *Zitrone*

Infektabwehr

- 4 Tropfen *Pfefferminze*
- 3 Tropfen *Lemongrass*
- 3 Tropfen *Zitrone*

Leichter Atmen

- 4 Tropfen *Kardamom*
- 3 Tropfen *Zitrone*
- 2 Tropfen *Ravintsara*

Hustenmischung

- 2 Tropfen *Ysop*
- 2 Tropfen *Thymian Linalool*
- 2 Tropfen *Lavendel fein*

Schlafruhe bei Infekten

- 5 Tropfen *Lavendel fein*
- 3 Tropfen *Benzoe Siam*
- 2 Tropfen *Cajeput*

Bärenstarke Rezepturen für Kinder

Infektschutz

Ab 6 Jahren

- 2 Tropfen *Zitrone*
- 2 Tropfen *Myrte Anden*
- 1 Tropfen *Mandarine rot*

Immunstarker Löwe

Ab 6 Jahren

- 5 Tropfen *Benzoe Siam*
- 2 Tropfen *Latschenkiefer*
- 1 Tropfen *Angelikawurzel*

Schniefnäschen

Ab 4 Jahren

- 3 Tropfen *Cajeput*
- 2 Tropfen *Benzoe Siam*
- 1 Tropfen *Lavendel fein*

Leichter Atmen

Ab 4 Jahren

- 1 Tropfen *Thymian Linalool*
- 2 Tropfen *Myrte Anden*
- 1 Tropfen *Zitrone*

Hustenbär

Ab 6 Jahren

- 3 Tropfen *Thymian Linalool*
- 2 Tropfen *Mandarine rot*
- 1 Tropfen *Benzoe Siam*

Schlaflied

Ab 4 Jahren

- 2 Tropfen *Lavendel fein*
- 1 Tropfen *Cajeput*
- 1 Tropfen *Mandarine rot*

Raumsprays dienen der Raumluftklärung und verbreiten einen angenehmen Duft. Während der Erkältungszeit sind sie besonders gut geeignet, um z. B. am Arbeitsplatz, im Hotel oder im Krankenzimmer die Raumluft zu reinigen und Keime zu reduzieren. Selbst hergestellte Raumsprays können mit Weingeist 96 %-ig (unvergällter Alkohol) oder Wodka angesetzt werden. Für das zuverlässige Abtöten von Viren sollte der Alkoholgehalt eines Sprays mindestens 75 % betragen. Diese besonders hochprozentigen Hygienesprays finden Sie unter den Hygiene-Rezepturen auf Seite 116.

Und so wird es gemacht: Ätherische Öle in ein Sprühfläschchen geben, den Alkohol hinzufügen und das Fläschchen gut schütteln. Danach mit Pflanzenwasser oder destilliertem Wasser auffüllen. Die Mischung wird nun trüb. Vor jeder Anwendung kurz schütteln, dann sprühen und den Alkohol, kurz verdampfen lassen (v. a. bei Kindern).

Vorratsmischung Keimschutz

Während der Erkältungszeit

- 40 Tropfen *Eukalyptus rad.*
- 20 Tropfen *Ravintsara*
- 20 Tropfen *Zitrone*
- 10 Tropfen *Lorbeerblätter*

» Zutaten in ein sauberes 5-ml-Braunglas-Fläschchen geben. Das Fläschchen mit dem Namen der Grundmischung und dem Datum beschriften, haltbar mind. ein Jahr. Ein 30-ml-Sprühfläschchen mit 30 Tropfen dieser Mischung füllen, 10 ml Weingeist dazugeben und schütteln. Das Sprühfläschchen mit 20 ml Orangen,- Rosen- oder destilliertem Wasser auffüllen.

Klar & frisch

Erfrischendes Keimschutzspray

10 ml Weingeist
20 ml Orangenblütenwasser
- 12 Tropfen *Zitrone*
- 5 Tropfen *Pfefferminze*

Raumspray Grippeschutz

10 ml Weingeist
20 ml Orangenblütenwasser
- 15 Tropfen *Zitrone*
- 10 Tropfen *Cajeput*
- 5 Tropfen *Lemongrass*
- 1 Tropfen *Nelkenknospe*

Keimschutzspray to go

10 ml Weingeist
10 ml Rosenwasser
- 8 Tropfen *Lorbeerblätter*
- 5 Tropfen *Lemongrass*
- 5 Tropfen *Zitrone*

» Sehr gut geeignet zur Verwendung in Auto, Bus, Bahn oder Flugzeug, wenn um uns herum viel geschnieft wird.

Keimschutzspray Lavendel

15 ml Weingeist
15 ml Orangenblütenwasser
- 20 Tropfen *Lavandin*
- 5 Tropfen *Lemongrass* oder *Zitrone*

» Zum Schutz vor Ansteckung. Auch für unterwegs gut geeignet.

Airspray bei Husten

10 ml Weingeist
10 ml Orangenblütenwasser
- 8 Tropfen *Thymian Linalool*
- 3 Tropfen *Atlaszeder*
- 3 Tropfen *Ysop*

» Für die Handtasche. Schnell hervorgeholt bei vermehrten Hustenattacken.

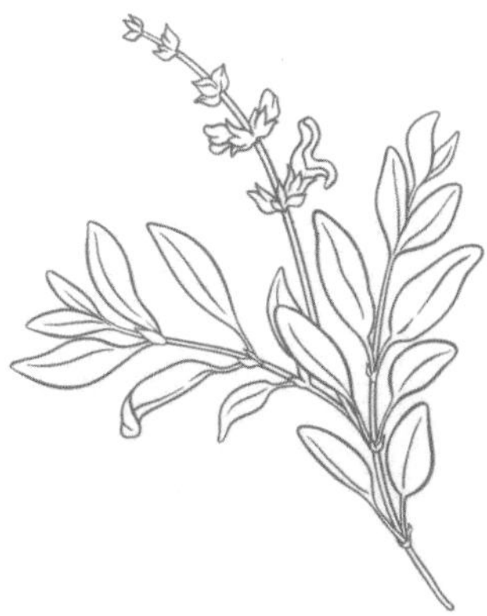

Bärenstarke Rezepturen für Kinder

Infektschutzspray

Ab 6 Jahren

5 ml Weingeist
25 ml Rosenwasser
- 5 Tropfen *Cajeput*
- 5 Tropfen „*Fichtennadeln*“
- 1 Tropfen *Benzoe Siam*

Erfrischungsspray

Ab 4 Jahren

5 ml Weingeist
25 ml Orangenblütenwasser
- 5 Tropfen *Mandarine rot*
- 5 Tropfen *Cajeput*
- 1 Tropfen *Benzoe Siam*

DUFTTRÄGER

Eine ganz schnelle und unkomplizierte Möglichkeit, den Duft der wohltuenden ätherischen Öle zu verbreiten, sind Duftträger. Sie können in Form von dekorativen kleinen Duftsteinen, Filz- oder Vliesanhängern käuflich erworben werden und eignen sich sehr gut auf Reisen. Erste Hilfe leisten auch ein paar Tropfen auf einem Papiertaschentuch, um sofort daran zu schnuppern. Für die Nacht hat sich ein angefeuchtetes, mit Ölen beträufeltes Handtuch bewährt, welches über die Heizung gehängt wird. Bei verstopfter Nase wirkt die damit einhergehende zusätzliche Befeuchtung der Raumluft befreiend.

Duft-Trost am Krankenbett

Cajeput, Thymian Linalool, Benzoe Siam, Lavendel fein Mandarine rot, Latschenkiefer, Weißtanne, Myrte Anden

» Einen Duftstein unter fließendem Wasser befeuchten. Mit 2–4 Tropfen der genannten Öle beträufeln.

Dufttüchlein für erkältete Säuglinge

Myrte Anden, Cajeput, Lavendel fein

» Ein Liter Wasser in ein Gefäß füllen und 1 Tropfen der oben genannten Öle hinzuträufeln. Ein Baumwolltuch darin tränken und das feuchte Tuch über die Heizung hängen.

Kosmetiktuch-Trick

Für unterwegs: Ein Kosmetiktuch längsseitig im Wechsel vorder- und rückseitig falten und zum Schluss an einem Ende mit einer Wäsche- oder Büroklammer zusammenhalten, sodass ein Fächer entsteht. Vor der Nase wedeln, tief einatmen und die Erleichterung ist sofort spürbar.

1–3 Tropfen *Eukalyptus radiata, Cajeput, Zitrone*

KISSENSPRAYS

Ein Kissenspray ist bei einer Erkältungserkrankung ein sehr guter Helfer. Ein paar Spühstöße auf das Kopfkissen helfen tagsüber ruhig zu atmen und unterstützen nachts das Ein- und Durchschlafen. Nach dem Sprühen kurz einwirken lassen. Ein Kissenspray ist auch ideal auf Reisen, wenn mit verstopfter Nase im Hotel übernachtet werden muss. Wichtig ist, dass die Mischung keine Flecken auf dem Stoff hinterlässt. *Benzoe Siam* z. B sollte deshalb nur auf dunklerem Stoff verwendet werden. Kissensprays sind sehr beliebt als kleine Mitbringsel.

Erholsamer Schlaf

- 10 ml Weingeist
- 20 ml Rosenwasser
- 10 Tropfen *Lavendel fein*
- 10 Tropfen *Cajeput*
- 7 Tropfen *Thymian Linalool*

» Alkohol in ein 30-ml-Sprühfläschchen geben. Ätherische Öle dazuträufeln und mit dem Pflanzenwasser auffüllen.

Kräuter-Kissenspray

Bei starkem Husten

- 10 ml Weingeist
- 20 ml Lavendelwasser
- 7 Tropfen *Lavendel fein*
- 3 Tropfen *Salbei*
- 2 Tropfen *Ysop*

» Anleitung siehe links. Bei sehr starker Erschöpfung der Mischung noch 6 Tropfen Melisse 30 % hinzufügen.

Beschütz mich

Ab 6 Jahren

- 10 ml Weingeist
- 20 ml Rosenwasser
- 10 Tropfen *Mandarine rot*
- 5 Tropfen *Benzoe Siam*
- 5 Tropfen *Cajeput*

» Eine Kissenspray-Mischung zum leichteren Einschlafen und Durchschlafen bei Erkältungen. Alkohol in ein 30-ml-Sprühfläschchen geben, ätherische Öle und Pflanzenwasser dazufügen. Ab 2 Jahren mit halbierter Tropfenzahl.

Raumbeduftung – Was passt für welche Raumgröße

	Räume	Reichweite	Tropfenzahl
Duftlampe (Kerze)	Wohnzimmer Empfangsraum	2–3 m	8–10 Tropfen in etwas Wasser geben
Duftlampe (Stromnetz)	Wohnzimmer Arztpraxis Seniorenheim	2–5 m	10–12 Tropfen in etwas Wasser geben
Aroma-Stream to go (Batterie, USB)	Arbeitsplatz Auto Hotel	2–3 m	5–8 Tropfen auf das Vlies geben
Aroma-Stream (Stromnetz)	Büroraum Hotel Konferenzraum Arztpraxis Krankenhaus Seniorenheim	6–7 m	8–10 Tropfen auf das Vlies geben
Aroma-Vernebler (Diffuser) (Stromnetz)	Wohnzimmer Krankenzimmer Kinderzimmer Schlafzimmer Büroraum	4–5 m	5–10 Tropfen in dest. Wasser geben
Duftbrunnen (Stromnetz)	Wohnzimmer Empfangsraum Konferenzraum	3–4 m	5–10 Tropfen in dest. Wasser geben
Raumspray nach Rezeptur	Hotelzimmer Krankenzimmer Arbeitsplatz	2–3 m	10–30 Tropfen in 10 ml Alkohol + 20 ml dest. Wasser
Duftstein und Duftträger aus Holz, Filz, Ton	Krankenbett Krankenzimmer Auto Arbeitsplatz	1 m	3–5 Tropfen auf den Duftträger geben
Kissenspray nach Rezeptur	Krankenbett Schlafzimmer Hotelzimmer Seniorenzimmer	1 m	10–30 Tropfen in 10 ml Alkohol + 20 ml dest. Wasser geben

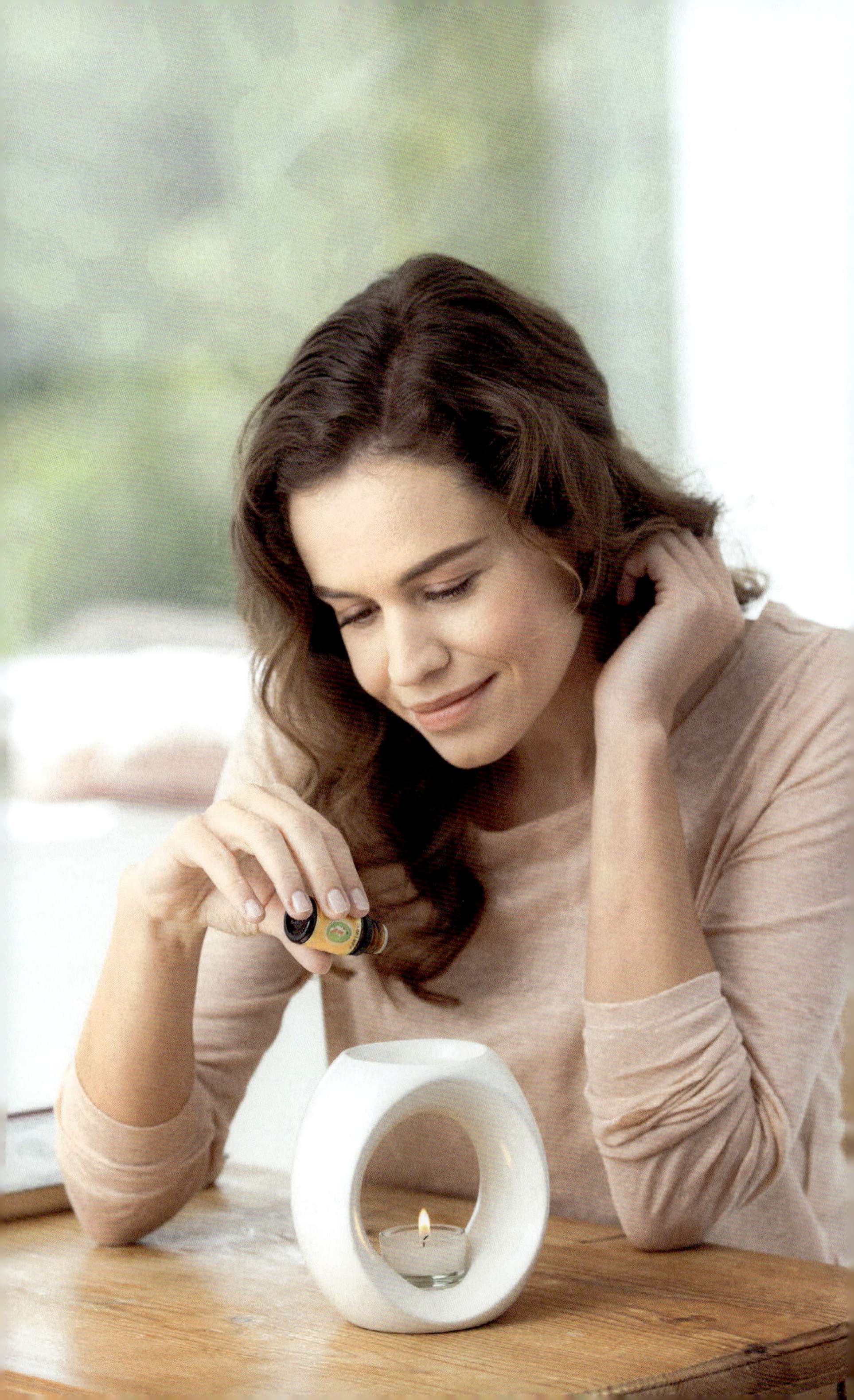

NASEN- UND NASENSCHLEIMHAUTPFLEGE

Die fünf wichtigsten ätherischen Öle:

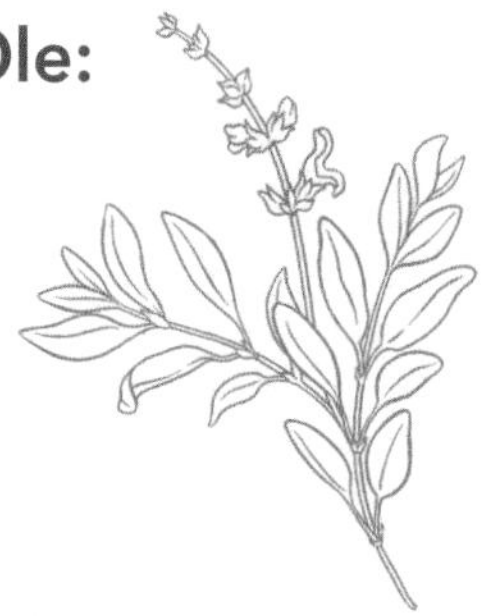

Zitrone, Cajeput, Angelikawurzel, Ravintsara, Lavandin (oder Lavendel fein)

Zusätzliche Öle:

Atlaszeder (oder Himalayazeder), Zypresse

Wer kennt sie nicht, die wunde Nase während einer Erkältung? Mit den nachfolgenden Rezepturen auf der Basis von hautpflegenden Pflanzenölen in Kombination mit ausgewählten ätherischen Ölen kann dem abgeholfen werden.

Zum Schutz vor Infektionen ist insbesondere die Pflege der Nasenschleimhaut sehr wichtig. Dazu gehört vor allem, dass die Schleimhaut stets feucht ist, sodass sie sich selbst von Erregern befreien kann. Die kleinen Flimmerhärchen in der Nase helfen bei diesem Prozess.

Gerade während der Heizperiode im Winter neigt die Nasenschleimhaut dazu, eher zu trocken zu sein. Durch die Aufnahme von viel Flüssigkeit (Trinken) kann dem entgegengewirkt werden. Pflegende Nasensprays mit Meersalz und ätherischen Ölen helfen dabei, trockene Sekrete zu befeuchten und zu lösen. Insbesondere Nasenduschen mit 1 %-iger Salzlösung wirken sich reinigend auf die Nasenschleimhaut aus und können weiteren Erkrankungen vorbeugen, wie z. B. Nebenhöhlenentzündungen oder Ohrenentzündungen. Die regelmäßige Durchführung einer Nasendusche wird besonders in der ayurvedischen Heilkunde empfohlen.

Aufgrund der Haltbarkeit die nachfolgenden Rezepturen nur für die Dauer der Erkrankung verwenden.

Tägliche Nasenpflege und das Feuchthalten der Nasenschleimhaut schützen vor Infektionen.

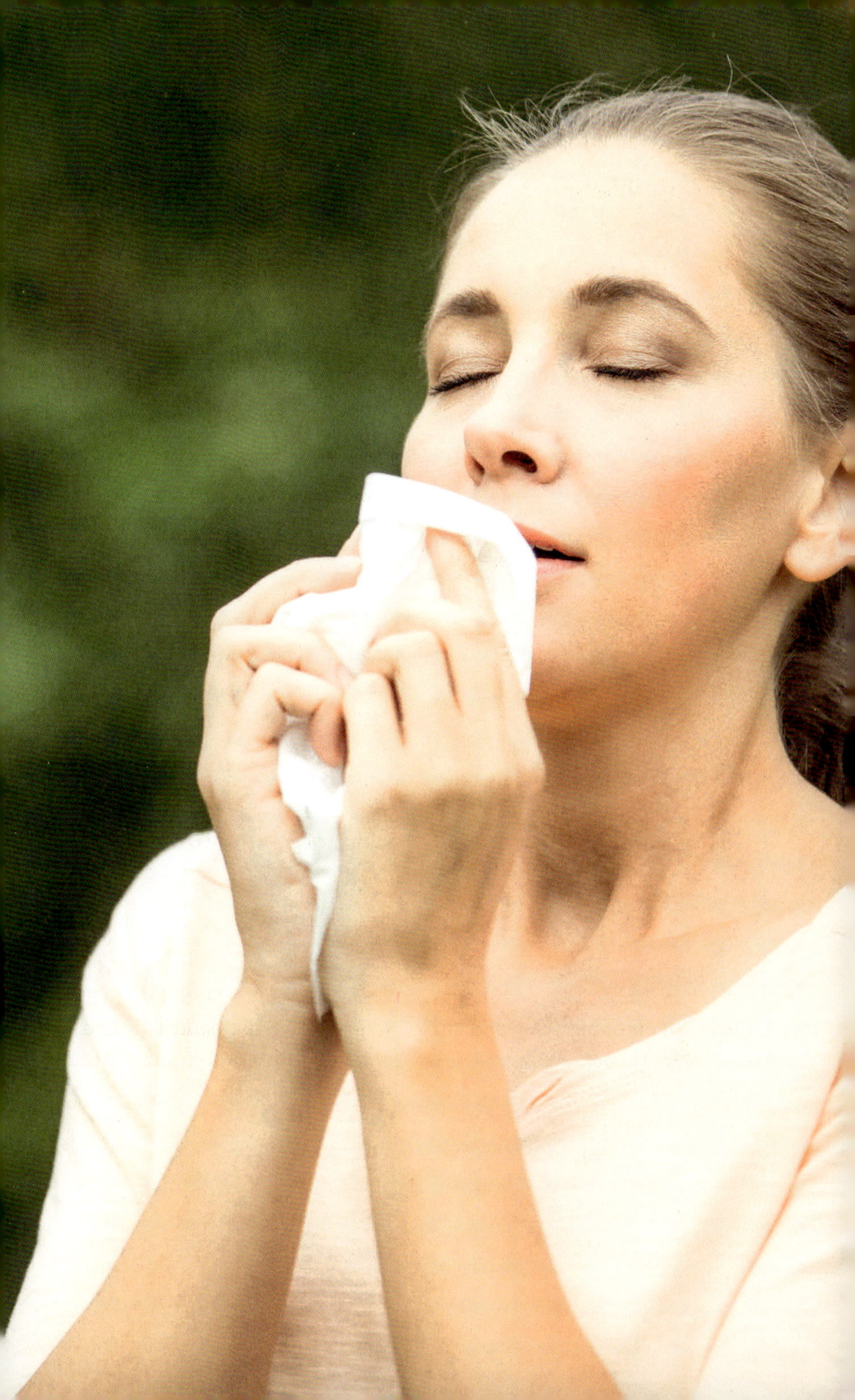

NASENDUSCHEN

Sole-Nasendusche

Mild

1 Port. Nasensalz (2,5 g)

- 1 Tropfen *Thymian Linalool*
- 1 Tropfen *Lavandin*

Keimhemmend

1 Port. Nasensalz (2,5 g)

- 1 Tropfen *Cajeput*
- 1 Tropfen *Zitrone*

Beruhigend & schleimlösend

1 Port. Nasensalz (2,5 g)

- 1 Tropfen *Melisse 30 %*
- 1 Tropfen *Cajeput*

» Ätherische Öle in das Salz träufeln. Die Mischung zusammen mit lauwarmem, frisch abgekochtem Wasser in eine Nasendusche oder in ein sauberes Glas füllen und kräftig schütteln. Über dem Waschbecken die Lösung mithilfe der Nasendusche in ein Nasenloch seitlich einführen und über das andere Nasenloch ablaufen lassen. Alternativ die Lösung in die Hand geben und über ein Nasenloch hochziehen und danach ausspucken. Das Nasensekret löst sich. Jeweils die Hälfte der Lösung für ein Nasenloch verwenden.

NASENSPRAYS

SOS-Nasenspray

30 ml Rosenwasser

- 4 Tropfen *Cajeput*

» Cajeput in ein 30-ml-Sprühfläschchen träufeln, mit dem Rosenwasser auffüllen und das Fläschchen gut schütteln. Bei akutem Niesreiz und anhaltendem Fließschnupfen zur Beruhigung in und um die Nasenlöcher sprühen und dabei durch die Nase einatmen.

Schnupfen-Prophylaxe-Spray

30 ml Rosenwasser

- 5 Tropfen *Latschenkiefer*
- 3 Tropfen *Atlaszeder*
- 3 Tropfen *Cajeput*
  alt.: 1 Tr. *Angelikawurzel*

» Ätherische Öle in eine 30-ml-Sprühflasche füllen und mit Rosenwasser oder Hamameliswasser auffüllen. Für allergischen Fließschnupfen gut geeignet. Mehrmals täglich verwenden.

UNTERSTÜTZENDE NASENPFLEGEÖLE

Nase-frei-Öl

10 ml Aloe-Vera-Öl
- 1 Tropfen *Latschenkiefer*
- 1 Tropfen *Cajeput*
- 1 Tropfen *Eukalyptus radiata*
- 1 Tropfen *Lavandin*

» Mehrmals täglich die Nasenflügel damit einreiben. Für eine mildere Variante Lavandin durch Lavendel fein ersetzen.

Nasen-Schüttelemulsion

10 ml Mandelöl
10 ml Rosenwasser
- 1 Tropfen *Ravintsara*
- 1 Tropfen *Zitrone*
- 1 Tropfen *Lavandin*

» Die Mischung vor jeder Anwendung gut schütteln und mit Hilfe eines Wattestäbchens auf die Schleimhäute der Nase auftragen.

Fließschnupfen-Nasenöl

20 ml Mandelöl
- 3 Tropfen *Cajeput*
- 2 Tropfen *Atlaszeder*
- 1 Tropfen *Angelikawurzel*

» Zutaten mischen und mehrmals täglich auf die Nasenflügel und unter die Nase geben. Auch bei allergischen Reaktionen geeignet.

Sinusitis-Öl

20 ml Mandelöl
- 6 Tropfen *Ravintsara*
- 4 Tropfen *Zitrone*
- 2 Tropfen *Cajeput*

» Zutaten in einem 20-ml-Fläschchen mischen und die äußeren Nasenflügel sanft damit einreiben.

Allergie-Nasenöl

10 ml Mandelöl
- 1 Tropfen *Atlaszeder*
- 1 Tropfen *Zypresse*
- 1 Tropfen *Kamille römisch*

» Zutaten mischen und mehrmals täglich mit Hilfe eines Wattestäbchens in die Nase geben.

PFLEGENDER NASENBALSAM

Schnupfenbalsam

25 g Sheabutter
Sanddornfruchtfleischöl (ca. 10 Tropfen)
- 4 Tropfen *Thymian Linalool*
- 3 Tropfen *Ravintsara*
- 2 Tropfen *Benzoe Siam*

» Sheabutter in ein Gefäß füllen und im Wasserbad (nicht über 38 °C) leicht flüssig werden lassen. Sanddornfruchtfleischöl und ätherische Öle hinzufügen, umrühren, die Mischung in ein Schraubglas füllen und in einem kühlen Raum aushärten lassen.

ROLL-ONS FÜR NASE, STIRN UND SCHLÄFEN

Roll-On-Leerfläschchen aus Glas gibt es in verschiedenen Farben und Größen zu kaufen. Sie lassen sich leicht in der Spülmaschine reinigen und sind wiederverwendbar.
Hinweis: Durch den Hautkontakt mit der Kugel des Roll-On-Fläschchens können Keime übertragen werden. Deshalb sollte ein Roll-On-Fläschchen, gerade in der Erkältungszeit, immer nur von einer Person verwendet werden. Um dies zu gewährleisten, ist die Etikettierung und Beschriftung der Fläschchen von Vorteil.
Und so wird es gemacht:
Geben Sie das Pflanzenöl in das Fläschchen. Wenn Sie eine eigene Rezeptur erstellen, eignet sich Jojobaöl als Grundlage besonders gut. Danach wird das ätherische Öl hinzugeträufelt, das Fläschchen verschlossen und geschüttelt.

Roll-On Erkältungszeit

Mischung zur Prophylaxe

10 ml Jojobaöl
- 5 Tropfen *Cajeput*
- 3 Tropfen *„Fichtennadeln"*
- 1 Tropfen *Angelikawurzel*

» Während der Erkältungszeit täglich auf Stirn, Schädelbasis, Handgelenke und Unterarme auftragen.

Stärkende Roll-On-Mischung

10 ml Schwarzkümmelöl
- 3 Tropfen *Ravintsara*
- 5 Tropfen *Melisse 30 %*
- 1 Tropfen *Benzoe Siam*

» Für Stirn, Schädelbasis, Handgelenke und Unterarme.

Schnupfenöl-Roll-On

10 ml Jojobaöl
- 4 Tropfen *Cajeput*
- 3 Tropfen *Zitrone*
- 1 Tropfen *Angelikawurzel*

» Mehrmals täglich auf Schläfen, Wangen und Nasenflügel auftragen.

Roll-On-Gel bei Schnupfen

5 ml Jojobaöl
5 ml Rosenwasser
2 Msp. Xanthan (Apotheke)
- 3 Tropfen „*Fichtennadeln*"
- 3 Tropfen *Eukalyptus radiata*
- 1 Tropfen *Lavandin*

» Mandelöl in das Fläschchen geben und ätherische Öle dazuträufeln. Mit dem Rosenwasser auffüllen und Xanthan dazugeben. Das Fläschchen fest verschließen und mehrmals kräftig schütteln. Die Mischung vor der Verwendung einen Tag ruhen lassen. Haltbarkeit: 3–4 Monate.

Kopfschmerz-Roll-On

10 ml Jojobaöl
- 5 Tropfen *Pfefferminze*
- 2 Tropfen *Zitrone*
- 1 Tropfen *Lorbeerblätter*

» Bei erkältungsbedingten Druckkopfschmerzen mehrmals täglich auf Schläfen, Stirn und entlang der Schädelbasis auftragen.

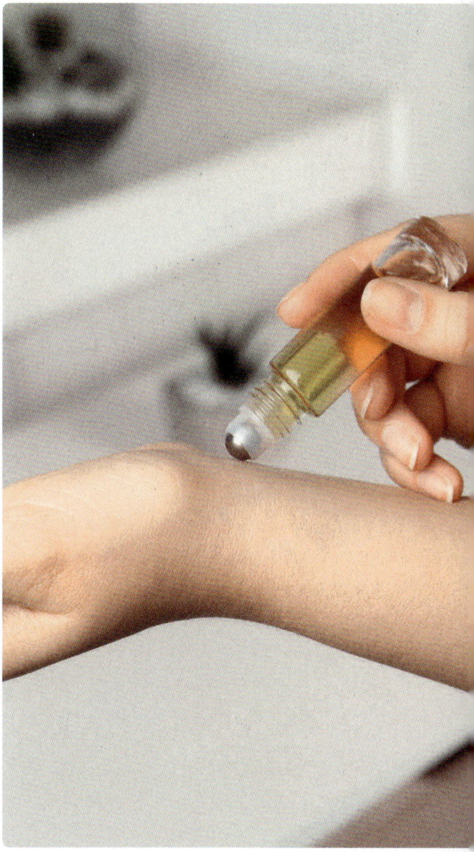

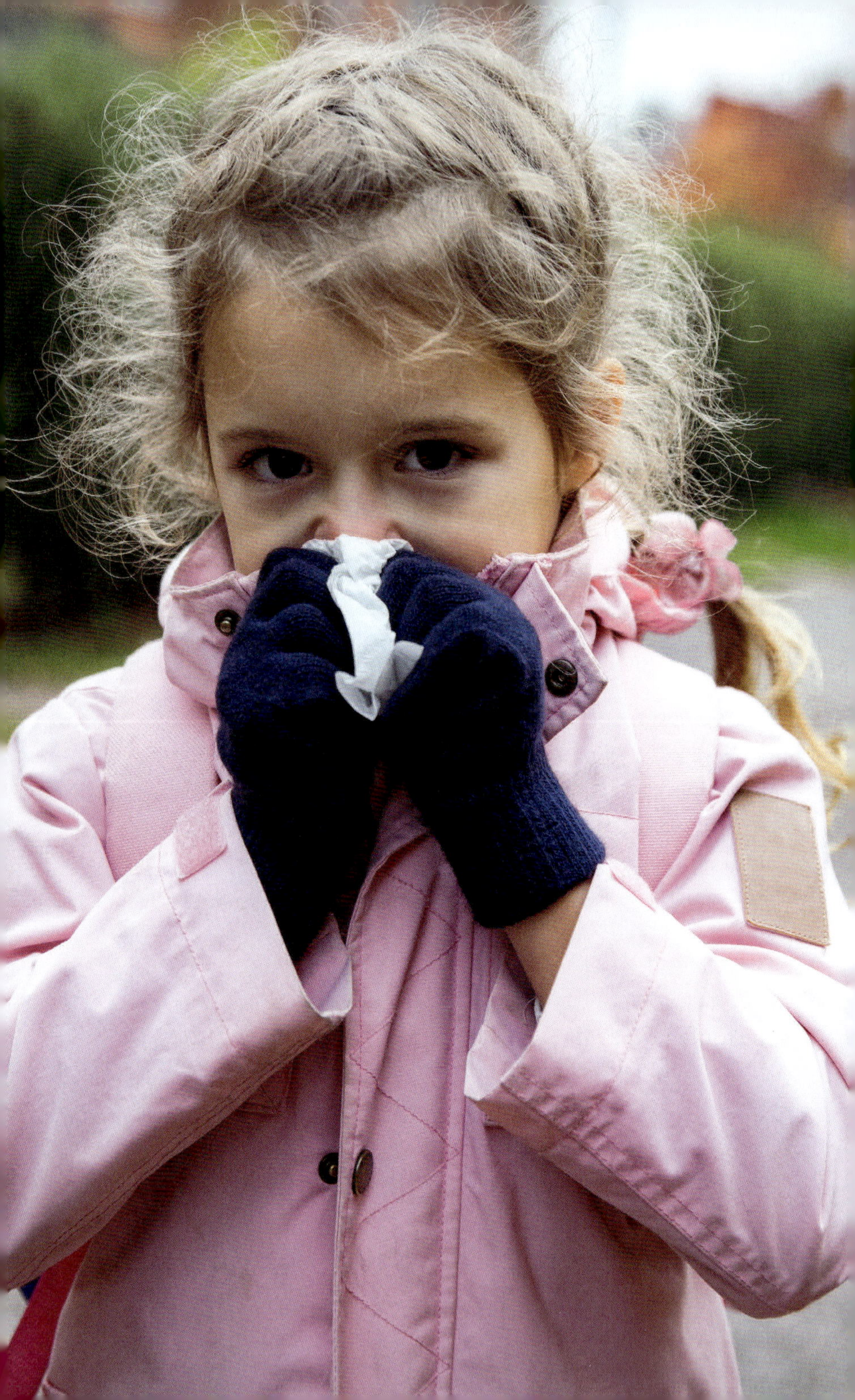

Nasenstarke Rezepturen für Kinder

Pflegender Nasenbalsam

Hautschützend, ab 6 Jahren

25 g Sheabutter
5 ml Jojobaöl
- 3 Tropfen *Myrte türkisch*
- 2 Tropfen *Ravintsara*
- 1 Tropfen „*Fichtennadeln*“

» Sheabutter im Wasserbad (max. 38 °C) sanft schmelzen. Die restlichen Zutaten hinzugeben, vermengen und abkühlen lassen.

Roll-On Schnupfnase

Ab 6 Jahren

10 ml Jojobaöl
- 2 Tropfen *Cajeput*
- 1 Tropfen *Mandarine rot*

» Herstellung siehe Seite 76

Schniefnäschen-Nasenöl

Schleimlösend, ab 2 Jahren

10 ml Mandelöl
- 1 Tropfen *Cajeput*
- 1 Tropfen *Benzoe Siam*

» Ätherische Öle in das Mandelöl geben und alles gut miteinander vermischen. Die Nasenflügel außen sanft damit einreiben.

Kinder-Nasenöl

Schleimlösend, ab 4 Jahren

10 ml Mandelöl
- 1 Tropfen *Myrte Anden*
- 1 Tropfen *Benzoe Siam*

» Ätherische Öle in das Mandelöl geben und die Nasenflügel außen sanft damit einreiben.

Beruhigendes Nasenöl

Schleimlösend und befreiend ab dem 4. Lebensjahr

10 ml Mandelöl
- 1 Tropfen *Eukalyptus radiata*
- 1 Tropfen *Lavendel fein*

» Herstellung siehe oben

Rotznäschen-Nasenschutzöl

Ab dem 1. Lebensjahr

30 ml Aloe-Vera-Öl
- 3 Tropfen *Cajeput*
- 1 Tropfen *Angelikawurzel*
- 1 Tropfen *Benzoe Siam*

» Ätherische Öle in das Aloe-Vera-Öl geben und alles gut miteinander vermischen. Die verklebten Nasenflügelchen außen sanft damit einreiben.

HALS- UND RACHENPFLEGE

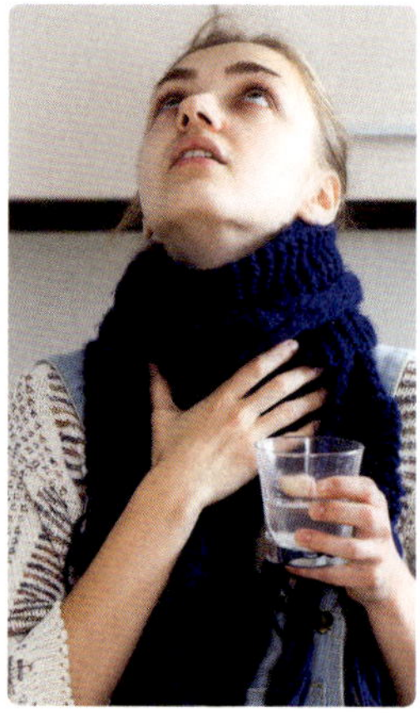

Die fünf wichtigsten ätherischen Öle:

Zitrone, Salbei, Cajeput, Ravintsara, Lorbeerblätter

Hat eine Erkältung erst einmal mit einer entzündeten Nasenschleimhaut begonnen, folgt nicht selten ein kratzender Hals. Die Schleimhaut im Rachen entzündet sich und wird rot.

Kommen Fieber, Kopfschmerzen und Krankheitsgefühl hinzu, ist unbedingt ein Arzt aufzusuchen, da es sich um eine bakterielle Superinfektion handeln kann, die medizinische Begleitung erfordert.

Gurgeln hat sich bei Rachen-, Mandel- und Kehlkopfentzündungen sowie bei Verletzungen der Mundschleimhaut bewährt, da die dem Gurgelwasser hinzugefügten Wirkstoffe auf die entzündeten Schleimhäute einwirken können. Die Schleimhäute werden befeuchtet, desinfiziert und erhalten einen Schutzfilm. Durch geeignete ätherische Öle können auch Schmerzen deutlich reduziert werden. Zum Herstellen einer Gurgellösung werden ätherische Öle immer zunächst in eine Trägersubstanz gegeben, etwa Pflanzenwässer (Hydrolate), Salz, Pflanzenöle oder Honig. Diese Mischung wird dann löffelweise einem Glas Wasser oder abgekühltem Tee hinzugefügt. Die nachfolgenden Vorratsmischungen sind mind. ein halbes Jahr haltbar.

Bei plötzlich auftretenden starken Halsschmerzen, Fieber und schlechtem Allgemeinbefinden sollte unbedingt der Hausarzt aufgesucht werden.

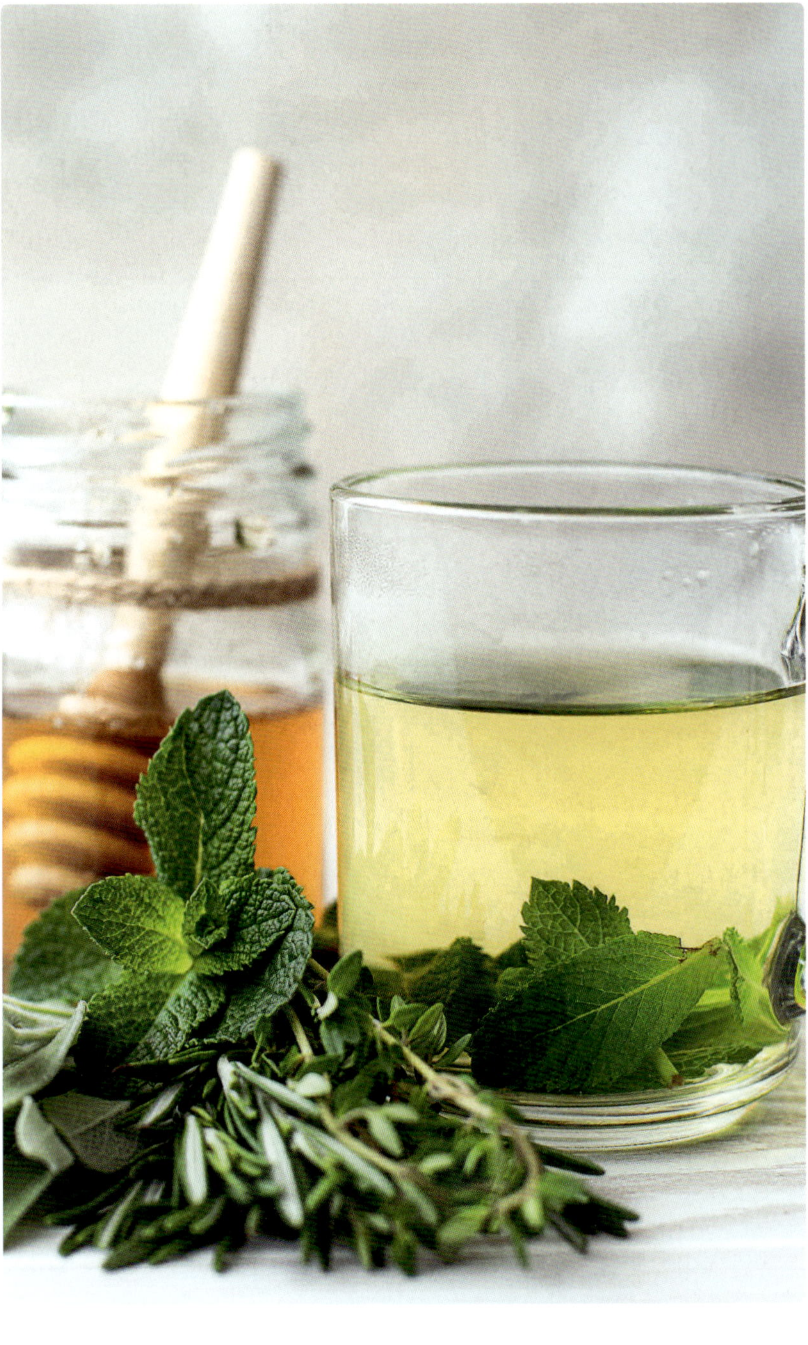

Vorratsmischung Halsentzündung

- 12 Tropfen *Zitrone*
- 10 Tropfen *Cajeput*
- 10 Tropfen *Salbei*
- 10 Tropfen *Benzoe Siam*
- 5 Tropfen *Pfefferminze*

» Zutaten in ein 5-ml-Braunglasfläschchen träufeln. Das Fläschchen mit dem Namen der Mischung versehen und das Datum dazuschreiben.
2–3 Tropfen der Mischung mit etwas Salz in ein Glas Wasser geben und dreimal täglich damit gurgeln. Bei Halsschmerzen und Mandelentzündung.

Vorratsmischung Erkältung

100 ml Pfefferminzwasser

- 5 Tropfen *Lorbeerblätter*
- 5 Tropfen *Zitrone*
- 5 Tropfen *Myrte türkisch*
- 5 Tropfen *Pfefferminze*
- 1 Tropfen *Thymian Thymol*

» Ätherische Öle in das Pfefferminzwasser geben und schütteln. Einen Teelöffel der Mischung ins Gurgelwasser geben.

Vorratsmischung Halsschmerzen

100 ml Pfefferminzwasser

- 5 Tropfen *Lavandin*
- 5 Tropfen *Salbei*
- 5 Tropfen *Pfefferminze*
- 5 Tropfen *Zitrone*
- 1 Tropfen *Thymian Thymol*

» Ätherische Öle in das Pfefferminzwasser geben und schütteln. Einen Teelöffel der Mischung ins Gurgelwasser geben.

Vorratsmischung Hals- und Kehlkopfentzündung

10 ml Sanddornfruchtfleischöl

- 4 Tropfen *Melisse 30 %*
- 2 Tropfen *Cajeput*
- (1 Tropfen *Angelikawurzel)*

» Zutaten in ein 10-ml-Braunglasfläschchen träufeln. 3–5 Tropfen dieser Vorratsmischung in ein Glas Wasser geben und kräftig gurgeln. In akuten Fällen können 2–3 Tropfen der Mischung mehrmals täglich direkt auf die Zunge gegeben werden. Im Mund verteilen und wieder ausspucken, nicht schlucken.

Gurgel-Rezepturen für Kinder

Vorratsmischung Halsschutz

Ab 6 Jahren

100 ml Pfefferminzwasser
- 7 Tropfen *Cajeput*
- 7 Tropfen *Zitrone bio*

» Ein neues 100-ml-Pfefferminzwasserfläschchen öffnen und die ätherischen Öle hinzugeben. Das Fläschchen kräftig schütteln. Einen Teelöffel dieser Mischung in ein Glas Wasser geben und das Kind unter Aufsicht mehrmals täglich damit gurgeln lassen. Vor jeder Anwendung das Fläschchen erneut schütteln.

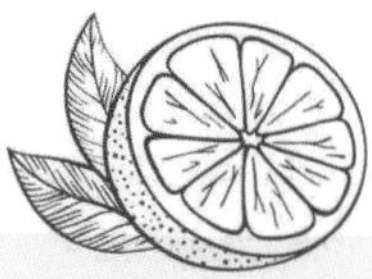

Vorratsmischung Halsschmerzen

Ab 6 Jahren

100 ml destilliertes Wasser
3 TL Bio-Apfelessig
1 TL Honig
- 10 Tropfen *Zitrone bio*
- 2 Tropfen *Lorbeerblätter*

» Honig in Apfelessig auflösen und ätherische Öle hinzufügen. Die Mischung in ein 100-ml-Fläschchen geben, mit destilliertem Wasser auffüllen, schütteln. Bei Bedarf bis dreimal täglich einen Teelöffel der Mischung in ein Glas mit lauwarmem Wasser geben und das Kind unter Aufsicht damit gurgeln lassen. Diese Mischung sollte innerhalb von 6 Wochen verbraucht werden.

Ab welchem Alter darf mein Kind gurgeln?

Damit Gurgellösungen ihre Wirkung entfalten, sollten sie so lange wie möglich die Rachenschleimhäute spülen. Die Gurgellösung darf danach natürlich nicht geschluckt werden. Kinder verstehen meistens erst ab der Schulreife, wie Gurgeln funktioniert. Es kann sehr sinnvoll sein, das Gurgeln mit dem Kind zu üben, solange es gesund ist. Wenn Halsschmerzen auftauchen, wissen die Kinder sofort, wie sie gurgeln müssen. Kranke und geschwächte Kinder sollten stets nur unter Aufsicht eines Erwachsenen Gurgellösungen anwenden.

Gurgellösungen herstellen

	Mengenangabe für Erwachsene
Ätherische Öle (immer zuerst in Trägersubstanz geben)	2–5 Tr. in 1 Glas Wasser / Tee
Geeignete Trägersubstanzen:	
Pflanzenwässer (Hydrolate)	1–2 TL in 1 Glas Wasser / Tee
Salz	½–1 TL in 1 Glas Wasser / Tee
Apfelessig	1 TL in 1 Glas Wasser / Tee
Honig	½–1 TL in 1 Glas Wasser / Tee
Schwarzkümmelöl	1 TL in 1 Glas Wasser / Tee
Sanddornfruchtfleischöl	2–5 Tr. in 1 Glas Wasser / Tee

HALS- UND RACHENSPRAYS

Halsspray Prophylaxe

15 ml Pfefferminzwasser
15 ml Schwarzkümmelöl
- 10 Tropfen *Zitrone*
- 3 Tropfen *Salbei*
- 3 Tropfen *Pfefferminze*

» Schwarzkümmelöl in ein sauberes 30-ml-Sprühfläschchen füllen, ätherische Öle dazugeben und mit Pfefferminzwasser auffüllen. Nach Geschmack mit 2–3 Tropfen Orange ergänzen. Vor jeder Anwendung kräftig schütteln. Ein- bis dreimal täglich in den Rachenraum sprühen.

SOS-Halsspray

15 ml Pfefferminzwasser
10 ml Mandelöl
5 ml Sanddornfruchtfleischöl
- 10 Tropfen *Zitrone*
- 6 Tropfen *Ravintsara*
- 5 Tropfen *Lorbeerblätter*
- 2 Tropfen *Thymian Thymol*

» Pflanzenöle in ein 30-ml-Sprühfläschchen füllen, ätherische Öle dazuträufeln und mit dem Pfefferminzwasser auffüllen. Vor jeder Anwendung kräftig schütteln. Ein- bis dreimal täglich in den Rachenraum sprühen.

LUTSCHPASTILLEN FÜR HALS UND RACHEN

Sole-Immunstark

1 Tablette Sole-Halspastille
- 1 Tropfen *Melisse 30 %*

» Die Salztablette (z. B. Emser Pastillen) mit dem ätherischen Öl beträufeln und im Mund langsam zergehen lassen.

Sole-Rachenschutz

1 Tablette Sole-Halspastille
- 1 Tropfen *Zitrone,*
  alt.: 1 Tropfen *Cajeput*

» Die Salztablette mit dem ätherischen Öl beträufeln und im Mund langsam zergehen lassen.

Honig im Mund zergehen lassen

1 TL Erkältungshonig (Seite 110) oder Akazienhonig
- 1 Tropfen *Salbei,*
  alt.: 1 Tropfen *Lorbeerblätter, Zitrone* oder *Thymian Linalool*

» Bei starken Halsschmerzen kann aromatisierter Honig wie ein flüssiges Bonbon verwendet werden. Einen Teelöffel voll in den Mund nehmen, gut einspeicheln und ganz langsam auflösen lassen, sodass die Aufnahme der ätherischen Öle vor allem über die Schleimhäute stattfinden kann.

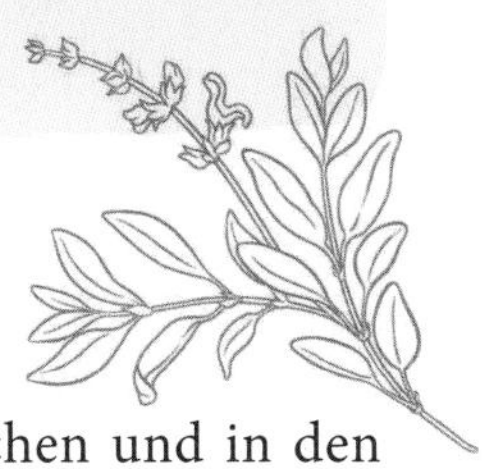

QUARKWICKEL

Quarkwickel

Bei Halsschmerzen

200 g Quark
10 ml Schwarzkümmelöl
- 3 Tropfen *Ravintsara*
- 2 Tropfen *Salbei*

» Zutaten mischen und in den Quark geben. Den Quark auf ein längliches Baumwolltuch streichen. Den vorderen Hals bedecken und das Tuch hinten mit einer Wäscheklammer halten. Circa 20 Min. anliegen lassen.

STÄRKUNG DER BRONCHIEN

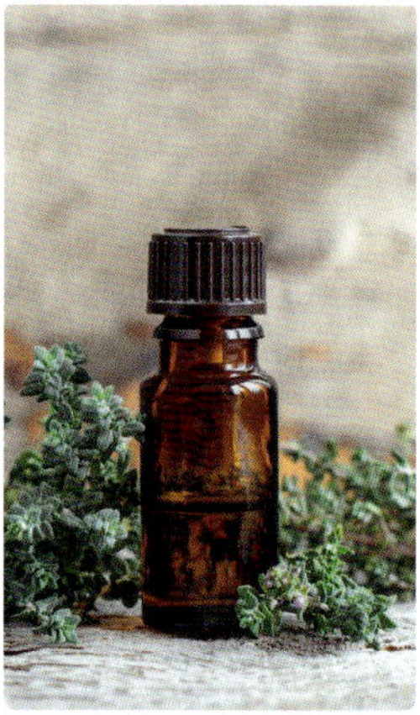

Die fünf wichtigsten ätherischen Öle:

Latschenkiefer, Eukalyptus radiata, Cajeput, Ravintsara, Thymian Thymol (oder Thymian Linalool)

Zusätzliches ätherisches Öl:

Atlaszeder (oder Himalayazeder)

Eine Bronchitis kündigt sich durch Schmerzen und Schleimbildung in den Bronchien an, häufig gefolgt von Husten. Schleimlösende, entzündungshemmende, antivirale und antibakterielle ätherische Öle können den Heilungsprozess unterstützen und das Abhusten erleichtern. Die beruhigende Wirkung einiger Öle trägt dazu bei, dass der Hustenreiz nachlässt und die Nächte ruhiger werden.

Bei den ersten Anzeichen und im Verlauf eines Infekts gehören regelmäßiges Inhalieren sowie Brusteinreibungen zu den wichtigsten Anwendungsformen ätherischer Öle. Brusteinreibungen wirken befreiend und schleimlösend. Sie stimulieren die Atmung und tragen zur Entspannung bei.

Zur Schleimlösung und zum leichteren Abhusten hat sich auch ein durchblutungsförderndes Franzbranntwein-Gel bewährt.

Bei schmerzendem Husten oder starkem Hustenreiz bringt ein warmer Ölwickel auf der Brust Linderung. Das fördert die Durchblutung und löst die Verschleimung. Warme Ölwickel sind auch geeignet für Kinder, die an Keuchhusten erkrankt sind.

Die nachfolgenden Rezepturen sind mind. ein Jahr haltbar.

BRUSTEINREIBUNGEN

Erkältungsbalsam

Befreiend und schleimlösend

25 g Bio-Kokosöl, nativ
5 ml Jojobaöl
- 8 Tropfen *Ravintsara*
- 4 Tropfen *Thymian Linalool*
- 3 Tropfen *Cajeput*
- 2 Tropfen *Weißtanne*

» Kokosöl im Wasserbad erwärmen, Jojobaöl und ätherische Öle hinzufügen. Gut verrühren, in einen sauberen Tiegel füllen, mit Namen und Datum versehen und erhärten lassen.

Hustenbalsam

Bei starkem Hustenreiz

25 g Bio-Kokosöl, nativ
5 ml Jojobaöl
- 6 Tropfen *Lavandin*
- 5 Tropfen *Ravintsara*
- 5 Tropfen *Weißtanne*
- 4 Tropfen *Thymian Thymol*

» Kokosöl im Wasserbad erwärmen, Jojobaöl und ätherische Öle hinzufügen. Gut verrühren, in einen sauberen Tiegel füllen, mit Namen und Datum versehen und erhärten lassen.

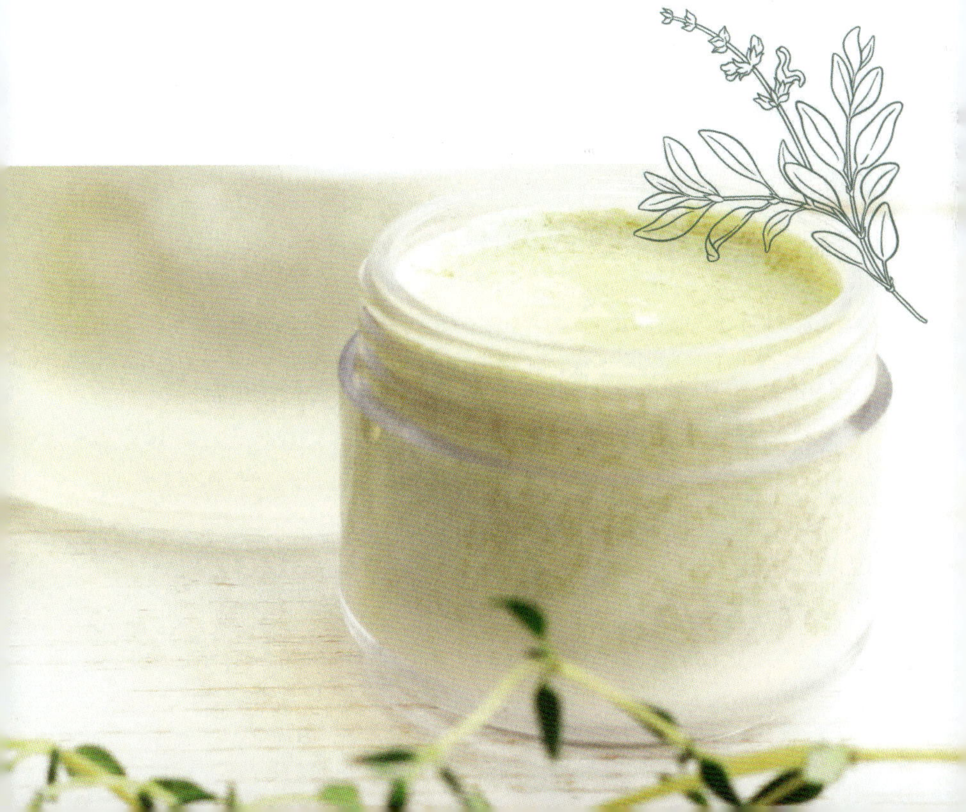

Atemstimulierendes Brustöl

Pflegeölmischung zur aromatherapeutischen Begleitung einer Pneumonie-Prophylaxe

100 ml Mandelöl
- 6 Tropfen *Ravintsara*
- 6 Tropfen *Zitrone*
- 4 Tropfen *Eukalyptus glob.*
- 4 Tropfen *Latschenkiefer*

» Mandelöl in ein 100-ml-Fläschchen füllen und die ätherischen Öle dazugeben. Mehrmals täglich Brust und Rücken einreiben.

Bronchialöl

Stärkend und befreiend

10 ml Mandelöl
- 1 Tropfen *Thymian Thymol*
- 1 Tropfen *Angelikawurzel*
- 1 Tropfen *Ysop*

» Mandelöl in ein kleines Glasgefäß füllen. Ätherische Öle dazugeben und alles gut miteinander vermischen. Mehrmals täglich Brust und Rücken einreiben.

Anleitung für eine atemstimulierende Einreibung bei Bronchitis

- Als behandelnde Person erwärmen Sie etwas Brustöl (siehe oben) in Ihren Händen.
- Das Öl wird vom Nacken aus auf dem gesamten Rücken des Erkrankten in Richtung des Kreuzbeins aufgetragen, inklusive der seitlichen Bereiche. Die Hände sollten möglichst nicht gleichzeitig vom Rücken abgehoben werden.
- In Rhythmus des Atems des Erkrankten massieren Sie nun mit beiden Händen den Rücken in kreisförmigen Bewegungen von oben nach unten und von innen nach außen. Zum Schluss streichen Sie den Rücken vom Nacken bis zum Kreuzbein aus.
- Die Massage wird ca. 10–15 Minuten lang durchgeführt.
- Ein weiteres geeignetes ätherisches Öl ist *Cajeput.*

Brustöl mit Zeder
Abwehrstärkend

100 ml Mandelöl
- 10 Tropfen *Zitrone*
- 5 Tropfen *Atlaszeder*
- 5 Tropfen *Ravintsara*
- 5 Tropfen *Angelikawurzel*
- 5 Tropfen *Lorbeerblätter*

» Ein 100-ml-Mandelölfläschchen öffnen und die ätherischen Öle dazugeben. Das Fläschchen gut schütteln. Bei Bedarf Brust und Rücken einreiben.

Massageöl für Brust & Rücken
Bei Erkältungsbeginn

100 ml Mandelöl
- 8 Tropfen *Zitrone*
- 8 Tropfen *Thymian Thymol*
- 8 Tropfen *Lorbeerblätter*
- 5 Tropfen *Atlaszeder*

» Ein 100-ml-Mandelölfläschchen öffnen und die ätherischen Öle dazugeben. Das Fläschchen gut schütteln. Mehrmals täglich Brust und Rücken einreiben.

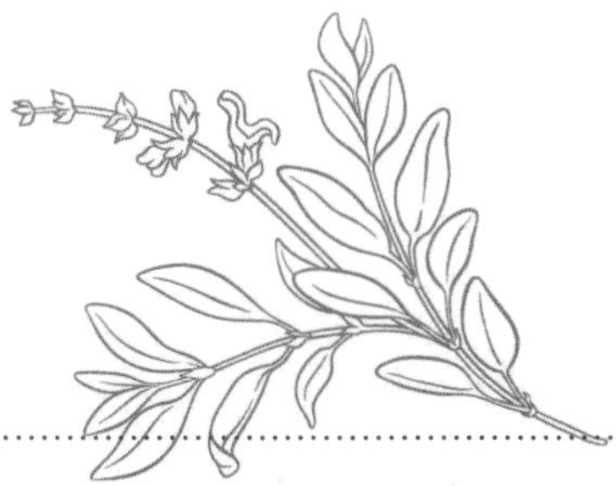

TIPP

Latschenkiefer Franzbranntwein-Gel
Durchblutungsfördernde Mischung zum Schleimlösen und leichten Abhusten

25 ml Weingeist
25 ml destilliertes Wasser
3–5 Msp. Xanthan
- 12 Tropfen *Latschenkiefer*
- 3 Tropfen *Rosmarin Camph.*

» Alkohol in ein sauberes 50-ml-Fläschchen füllen und ätherische Öle hinzufügen. Mit destilliertem Wasser oder Hamameliswasser auffüllen. Xanthan einrühren und einen Tag eindicken lassen. Eventuell Xanthan nachgeben. Ausfällungen sind keine Qualitätsminderung. Zum Schutz vor Austrocknung kann die Haut vor der Anwendung mit Mandelöl gepflegt werden. Haltbarkeit ca. 6 Monate.

Brusteinreibungen für Kinder

Hustenbalsam

Schleimlösend, ab 6 Jahren

25 g Bio-Kokosöl, nativ
5 ml Jojobaöl
- 2 Tropfen *Thymian Linalool*
- 2 Tropfen *Cajeput*
- 2 Tropfen *Latschenkiefer*
- 2 Tropfen *Benzoe Siam*

» Kokosöl im Wasserbad erwärmen, Jojobaöl und die ätherischen Öle hinzufügen. Gut verrühren, in einen sauberen Tiegel füllen und im Kühlschrank erhärten lassen.

Erkältungsbalsam Engelwurz

Für Kleinkinder ab dem 1. Lebensjahr

25 g Sheabutter
5 ml Johanniskrautöl
- 1 Tropfen *Angelikawurzel*
- 1 Tropfen *Thymian Linalool*
- 1 Tropfen *Myrte türkisch*

» Sheabutter sanft im Wasserbad (max. 38 °C) erwärmen, Johanniskrautöl und die ätherischen Öle hinzufügen. Gut verrühren, in einen sauberen Tiegel füllen und abkühlen lassen.

Mildes Baby-Erkältungsöl

Für Säuglinge ab 6 Monaten

50 ml Mandelöl
- 1 Tropfen *Lavendel fein*
- 2 Tropfen *Benzoe Siam*

» Mandelöl in ein 50-ml-Braunglasfläschchen füllen und die ätherischen Öle hinzufügen, gut schütteln. Bei Bedarf Brust und Rücken des erkälteten Babys sanft damit einreiben.

Brust- und Füßchenöl

Für Säuglinge ab 6 Monaten

50 ml Mandelöl
- 2 Tropfen *Cajeput*
- 2 Tropfen *Benzoe Siam*

» Mandelöl in ein Glasschälchen füllen, die ätherischen Öle hinzufügen und gut vermengen. Bei Bedarf Brust, Rücken und die Sohlen der Füßchen sanft einreiben.

Brust- und Fußöl

Ab 5 Jahren

20 ml Mandelöl

- 3 Tropfen *Eukalyptus radiata*
- 2 Tropfen *Benzoe Siam*

» Zutaten in ein Glasschälchen füllen und gut vermengen. Bei Bedarf Brust, Rücken und Fußsohlen sanft damit einreiben.

Bronchialöl

Ab 6 Jahren

10 ml Mandelöl

- 1 Tropfen *Thymian Linalool*
- 1 Tropfen *Angelikawurzel*
- 1 Tropfen *Eukalyptus radiata*

» Zutaten in ein Glasschälchen füllen und alles gut vermengen. Mehrmals täglich Brust und Rücken damit einreiben.

Bronchien-Stärkungsöl

Für Kinder ab 6 Jahren

20 ml Mandelöl

- 3 Tropfen *Myrte Anden*
- 1 Tropfen *Benzoe Siam*

» Anleitung siehe oben. Mehrmals täglich Brust und Rücken einreiben.

Krampflösendes Hustenöl

Für Kleinkinder ab dem 1. Lebensjahr

50 ml Johanniskrautöl

- 2 Tropfen *Cajeput*
- 2 Tropfen *Kamille römisch*
- 1 Tropfen *Benzoe Siam*

» Zutaten in ein Glasschälchen füllen und gut vermengen. Mehrmals täglich Brust und Rücken damit einreiben.

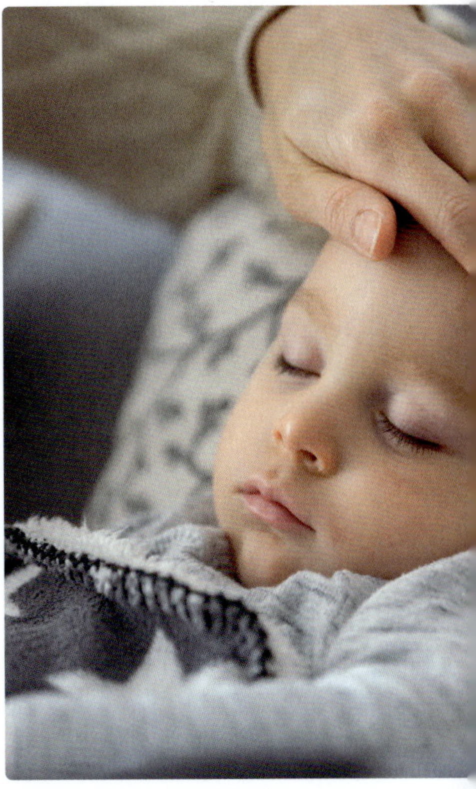

BRUSTWICKEL

Warme Ölwickel auf der Brust sind ein altes Hausmittel bei starkem Husten und Bronchitis. Die Wärme der Auflage wird als wohltuend empfunden und die Wirkung der ätherischen Öle kann sich dadurch besonders gut entfalten.

Und so wird es gemacht:
Ein Esslöffel der Ölmischung auf ein Baumwolltuch geben und dieses in einer Plastiktüte mithilfe einer Wärmflasche anwärmen. Das warme ölgetränkte Baumwolltuch auf die Brust legen, mit einem Handtuch abdecken und zum Warmhalten ein Wolltuch oder, wenn vorhanden, Heilwolle darüberlegen. Den Wickel 30 Minuten lang aufliegen lassen und ruhen.

Ölwickel Leichter atmen

Zum Abhusten

50 ml Schwarzkümmelöl
- 10 Tropfen *Ravintsara*
- 5 Tropfen *Myrte türkisch*
- 4 Tropfen *Lavandin*
- 2 Tropfen *Ysop*
- 3 Tropfen *Benzoe Siam*

» Einen Esslöffel dieser Mischung pro Wickel verwenden. Anleitung siehe oben.

Ölwickel mit Ysop

Stimulierend und schleimlösend

50 ml Mandelöl
- 5 Tropfen *Myrte türkisch*
- 5 Tropfen *Latschenkiefer*
- 5 Tropfen „*Fichtennadeln*"
- 2 Tropfen *Atlaszeder*
- 2 Tropfen *Ysop*

» Einen Esslöffel dieser Mischung pro Wickel verwenden. Anleitung siehe links.

Öl-Brustwickel für Kinder

Bei Keuchhusten

10 ml Johanniskrautöl
Für 1–3-jährige Kinder
- 1 Tropfen *Thymian Linalool*

Für 3–7-jährige Kinder
- 2 Tropfen *Thymian Linalool*

Für 7–12-jährige Kinder
- 3 Tropfen *Thymian Linalool*

» Einen Esslöffel dieser Mischung pro Wickel verwenden. Kinder fühlen sich liebevoll umsorgt, wenn sich ein Elternteil dazusetzt, während der Wickel wirkt. So kann diese Heilanwendung zu einer gemütlichen gemeinsamen Zeit werden.

Kartoffelwickel

Bei Husten und Bronchitis

500 g mehlige Kartoffeln
10 ml Schwarzkümmelöl
- 3 Tropfen *Ravintsara*
- 3 Tropfen *Benzoe Siam*
- 2 Tropfen *Lorbeerblätter*
- 1 Tropfen *Nelkenknospe*

» Ätherische Öle in das Schwarzkümmelöl geben. Frisch gekochte Kartoffeln zerquetschen und im mittleren Bereich eines Baumwolltuchs ausbreiten. Die Ölmischung über die Kartoffelmasse geben. Das Baumwolltuch von außen nach innen zusammenschlagen, sodass die Enden überlappen. Den warmen Wickel auf die Brust legen. Wenn die Temperatur angenehm ist, ein großes Duschhandtuch darüberlegen und dieses hinter dem Rücken einschlagen. 20–30 Minuten liegend ruhen und den Wickel langsam abkühlen lassen.

HUSTENBONBONS

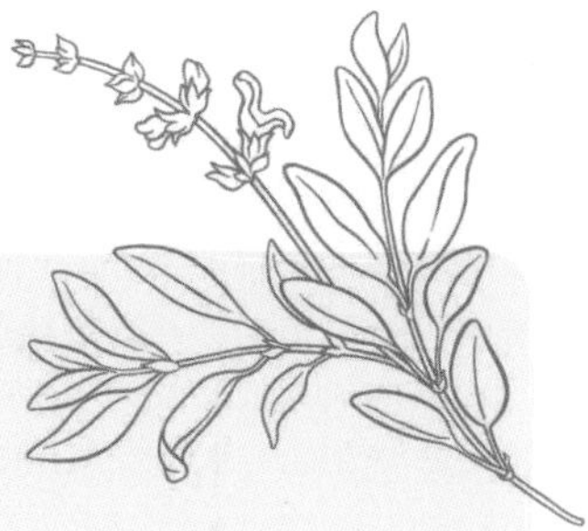

Hustenmorsellen selbst machen

50 g Raps- oder Akazienhonig
- 8 Tropfen *Zitrone*
- 5 Tropfen *Cajeput*
- 3 Tropfen *Thymian Linalool*

» Ein Kuchenblech mit Backpapier auslegen und den aromatisierten Honig aufstreichen, danach 50 Minuten bei 80 Grad im Backofen darren. Mit Messer in Brocken schneiden, abkühlen lassen und in einer Dose aufbewahren. Die Morsellen langsam lutschen. (alternativ: 5 Tr. *Manuka*, 5 Tr. *Grapefruit*, 3 Tr. *Eukalyptus radiata* oder: 7 Tr. *Orange*, 4 Tr. *Salbei)*

INHALATION

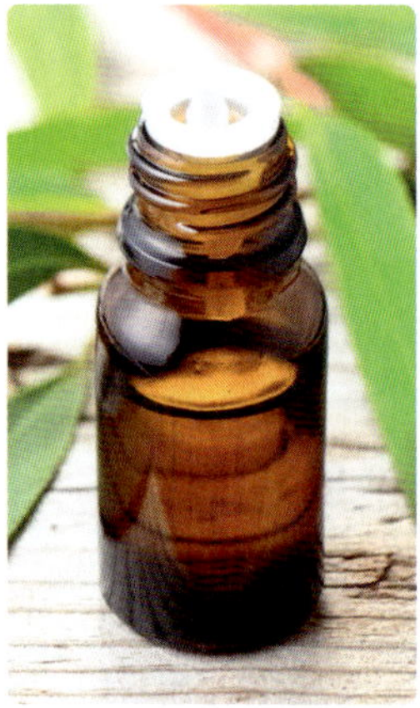

Die fünf wichtigsten ätherischen Öle:

Zitrone, Cajeput, Thymian Thymol (oder Thymian Linalool), Latschenkiefer, Benzoe Siam

Eine altbekannte und einfach durchzuführende Heilanwendung bei einer Erkältungskrankheit ist die klassische Wasserdampf-Inhalation. Hierzu wird ca. 40 °C heißes Wasser in eine hitzebeständige Schüssel gefüllt. Die ätherischen Öle werden entweder direkt in das heiße Wasser oder zunächst mit etwas naturbelassenem Salz (ohne Zusätze, wie z. B. Jod oder Rieselhilfen) vermengt und mit dem Salz zusammen in das Wasser gegeben. Beim tiefen Einatmen gelangt der Wasserdampf mit den darin gelösten ätherischen Ölen in die oberen Atemwege und verflüssigt dort festsitzenden Schleim, sodass er abgehustet oder ausgeschnäuzt werden kann. Die Wirkung wird durch ein über den Kopf gelegtes Handtuch verstärkt. Wichtig ist, dass die Schüssel fest auf dem Tisch steht, um Verbrennungen durch das heiße Wasser zu vermeiden, falls sie umkippt.

Als Alternative zur klassischen Inhalation bietet sich das Inhalieren mit Riechsalz oder einem Inhalierstift an. Die Inhaltsstoffe der ätherischen Öle entfalten ihre Wirkung ebenso gut. Beide Methoden sind ungefährlich und lassen sich auch unterwegs anwenden.

Die folgenden Mischungen sind nur für die hier beschriebenen Inhalationsmethoden gedacht. Elektrische Inhalationsgeräte mit aktiver Verneblung werden nur mit den dafür hergestellten Zusätzen verwendet.

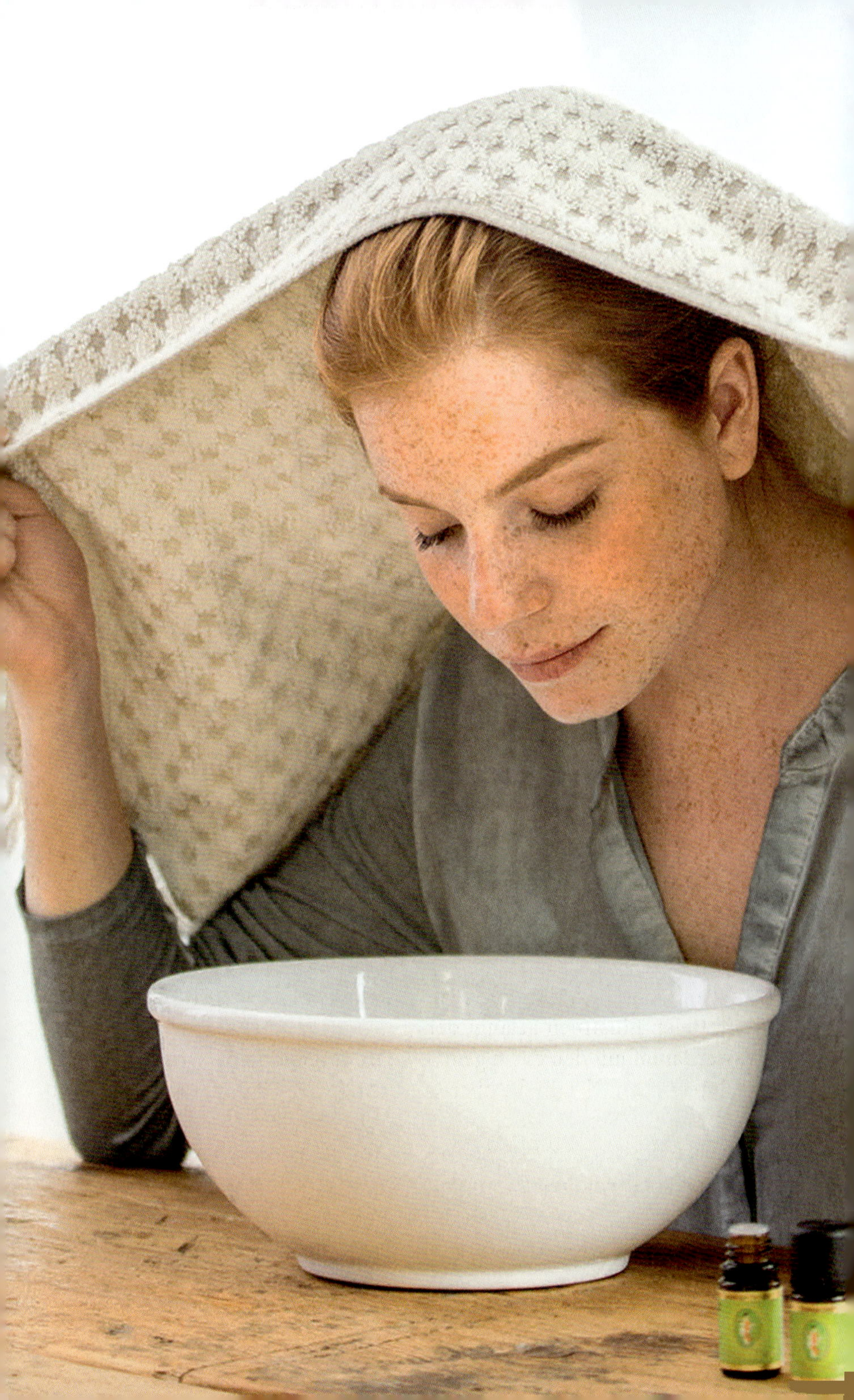

Grippe-Prophylaxe-Mischung

Stärkt die Immunkraft

1 TL Salz (naturbelassen)
- 2 Tropfen *Lorbeerblätter*
- 2 Tropfen *Ravintsara*
- 1 Tropfen *Zitrone*

» Ätherische Öle mit dem Salz vermengen oder direkt in das heiße Wasser geben.

Nadelbaum-Mischung

Schleimlösend

1 TL Salz (naturbelassen)
- 2 Tropfen *„Fichtennadeln"*
- 2 Tropfen *Latschenkiefer*

» Anleitung siehe oben

Husten und Heiserkeit

Entzündungshemmend

1 EL Kamillenblüten (Apo.)
1 TL Salz (naturbelassen)
- 2 Tropfen *Zitrone*
- 1 Tropfen *Ysop*

» Ätherische Öle mit dem Salz vermengen und in das heiße Blütenwasser geben.

Nebenhöhlenentzündung

Entzündungshemmend

1 EL Kamillenblüten (Apo.)
1 TL Salz (naturbelassen)
- 2 Tropfen *Cajeput*
- 1 Tropfen *Lorbeerblätter*

» Ätherische Öle mit einem Teelöffel Salz vermengen und in das heiße Blütenwasser geben. Himalaya-Salz hat sich besonders bewährt.

Vorratsmischung Asthma

Zur Vorbeugung von Asthmaanfällen

- 25 Tropfen *Thymian Linalool*
- 25 Tropfen *Ravintsara*
- 10 Tropfen *Lavendel fein*

» Zutaten in ein 5-ml-Braunglasfläschchen träufeln. Das Fläschchen mit dem Namen der Mischung versehen und das Datum dazuschreiben.
3 Tropfen der Mischung mit einem Teelöffel naturreinem Salz vermengen und dem Inhalationswasser beimischen.

TROCKENINHALATION MIT DEM INHALIERSTIFT

Inhalierstifte aus Glas sind in verschiedenen, sehr schönen Farben erhältlich und lassen sich sehr einfach selber befüllen. Bei einer Erkältung sind sie unterwegs eine schnelle Hilfe. Da sie nicht auslaufen, kann man sie in der Handtasche mitnehmen. Je nach Beduftung leisten sie gute Dienste bei einer fließenden Nase oder stockendem Schnupfen. Auch zur Stimulierung der Atmung sind sie gut geeignet.

Und so wird es gemacht:
Die Hülse des leeren Inhalierstiftes wird geöffnet und das frische Watteröllchen herausgenommen.
Das Röllchen wird mit 5–8 Tropfen eines Einzelöls oder einer Mischung ätherischer Öle beträufelt. Die Inhalierstifte können bei Onlinehändlern bestellt werden.

Bewährte Kombinationen:

- 3 Tropfen *„Fichtennadeln"*
- 3 Tropfen *Zitrone*
- 2 Tropfen *Cajeput*

- 3 Tropfen *Lavandin*
- 2 Tropfen *Thymian Thymol*
- 2 Tropfen *Lemongrass*

- 3 Tropfen *Zitrone*
- 3 Tropfen *Pfefferminze*

- 2 Tropfen *Ysop*
- 2 Tropfen *Salbei*
- 1 Tropfen *Lavandin*

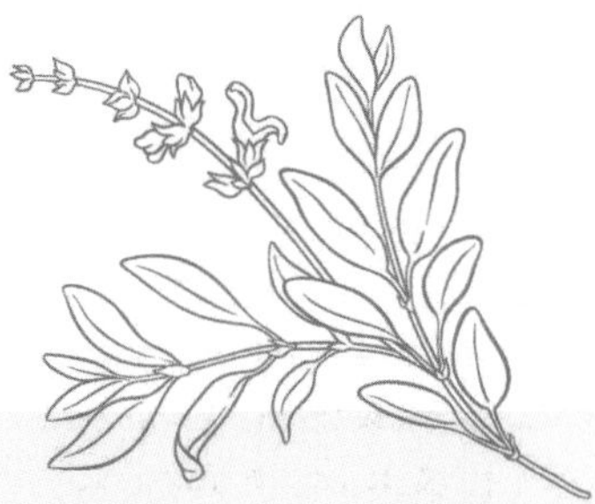

Schnelle Hilfe unterwegs

Wenn uns auf Reisen eine Erkältung „anfliegt", lässt sich ganz simpel und schnell eine Trockeninhalation durchführen: Geben Sie ein beduftetes Papiertaschentuch in eine kleine Plastik- oder Papiertüte, halten Sie die Tüte oben zusammen und „schnüffeln" Sie an der Öffnung.

RIECHSALZMISCHUNGEN ZUM INHALIEREN

Riechsalz leistet in der Erkältungszeit sehr gute Hilfe und ist ganz einfach herzustellen.
Die nachfolgenden Öle-Salz-Mischungen wirken kräftigend auf die Atemwege, entzündungshemmend und schleimlösend. Manche Mischungen beruhigen den Husten. Zur Abwehrsteigerung sind sehr gut *Zirbelkiefer*, *Latschenkiefer* oder „*Fichtennadeln*" geeignet – einzeln, in Zweierkombination oder mit einem erfrischenden Zitrusöl kombiniert.

Und so wird es gemacht:
Nehmen Sie ein sauberes kleines Schraubgläschen (20 g). Träufeln Sie zunächst 8–10 Tropfen ätherisches Öl in das Gefäß und lassen Sie das Öl durch kreisende Bewegungen an der Glaswand entlanglaufen. Danach füllen Sie das Gefäß mit 2 Esslöffeln Salz. Geeignet ist hochwertiges Steinsalz ohne Zusätze, wie z. B. Jod oder Rieselhilfen. Das Glas wird nun verschlossen und kräftig geschüttelt. Nach Bedarf öffnen und mit tiefen Atemzügen daran riechen.
Das Riechsalz nach ca. 2 Wochen mit der gleichen Mischung nachbeduften.

Befreit atmen
Befreiend und schleimlösend

2 EL Salz (naturbelassen)
- 7 Tropfen *Eukalyptus radiata*
- 7 Tropfen *Zitrone*
- 1 Tropfen *Nelkenknospe*

Husten-Riechsalz
Beruhigend und schleimlösend

2 EL Salz (naturbelassen)
- 3 Tropfen *Thymian Thymol*
- 3 Tropfen *Zitrone*
- 2 Tropfen *Lavandin*
- 2 Tropfen *Ysop*

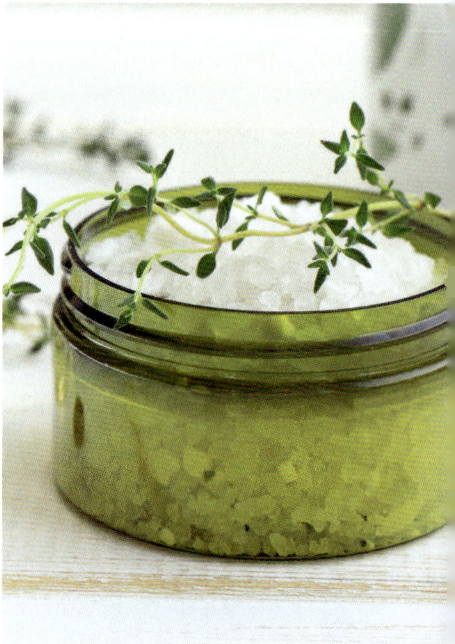

Inhalationsmischungen für Kinder

Grippe-Riechsalz

Befreiend, ab 6 Jahren

2 EL Salz (naturbelassen)

- 3 Tropfen *„Fichtennadeln"*
- 3 Tropfen *Benzoe Siam*
- 2 Tropfen *Cajeput*

Husten-Riechsalz

Beruhigend und schleimlösend, ab 4 Jahren unter Aufsicht

2 EL Salz (naturbelassen)

- 3 Tropfen *Thymian Linalool*
- 3 Tropfen *Benzoe Siam*
- 2 Tropfen *Myrte Anden*

Inhalierstift Durchschnauferle

Abwehrstärkend, schleimlösend, ab 4 Jahren

- 2 Tropfen *Myrte Anden*
- 1 Tropfen *Eukalyptus radiata*

Inhalierstift Freie Atmung

Atmungsstärkend, kräftigend, ab 4 Jahren

- 2 Tropfen *Mandarine rot*
- 1 Tropfen *Thymian Linalool*
- 1 Tropfen *Benzoe Siam*

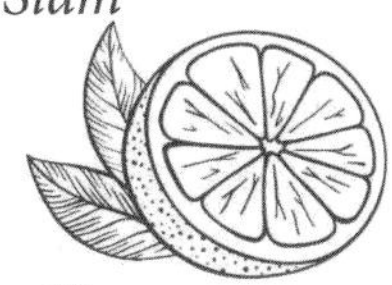

Leichter Atmen Var. I

Für Kinder ab 6 Jahren

1 l Heißes Wasser (ca. 35 °C)

- 1 Tropfen *Eukalyptus radiata*
- 1 Tropfen *Benzoe Siam*

Leichter Atmen Var. II

Für Kinder ab 6 Jahren

1 l Heißes Wasser (ca. 35 °C)

- 1 Tropfen *Myrte Anden*
- 1 Tropfen *„Fichtennadeln"*

Kinder dürfen erst ab 6 Jahren und nur unter Aufsicht mit Wasserdampf inhalieren!

Kinder dürfen nur unter Aufsicht eines Erwachsenen mit heißem Wasser inhalieren. Die noch unkontrollierten und plötzlichen Impulse eines Kindes könnten die Schüssel mit dem Wasser ins Schwanken bringen. Ein Erwachsener sollte die Schüssel während des Inhalierens unbedingt mit festhalten. Säuglinge und Kleinkinder dürfen noch nicht inhalieren.

AUGEN- UND OHRENAUFLAGEN

AUGENPFLEGE

Während einer Erkältung kann es zu brennenden und juckenden Augen kommen. Handelt es sich um eine ansteckende Bindehautentzündung, sollte unbedingt ein Arzt aufgesucht werden. Zur Beruhigung der Lider kann zunächst eine sterile Kompresse mit ein paar Sprühstößen von naturreinem Rosen- oder Hamameliswasser auf die Augen gelegt werden.

Rosenwasser mit Melisse

Öffnen Sie ein frisches 100-ml-Rosenwasserfläschchen, welches nur zur Behandlung der Augen verwendet wird. Träufeln Sie 5 Tropfen Melisse 30 % hinein. Für eine Augenkompresse werden hiervon ein paar Sprühstöße auf die Kompresse gegeben.

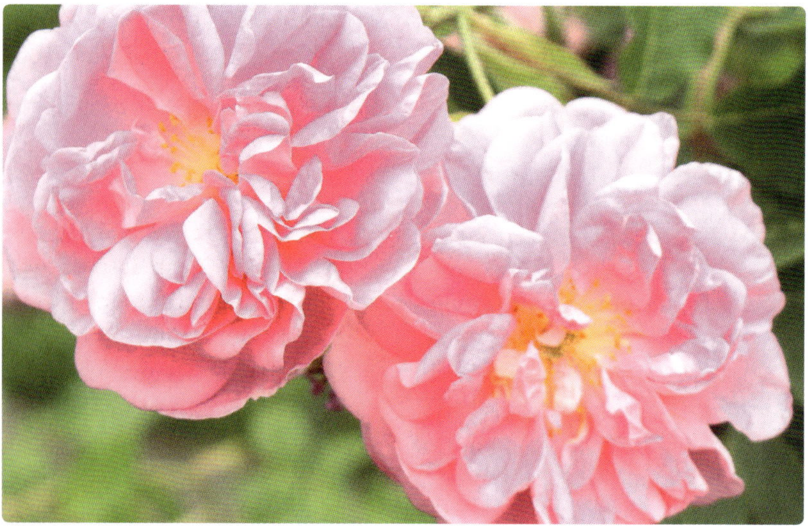

Ohrenöl-Auflage

Bei Schmerzen

10 ml Johanniskrautöl
- 2 Tropfen *Cajeput*
- 1 Tropfen *Lavandin*

» Johanniskrautöl leicht erwärmen. 3–5 Tropfen auf ein Wattepad geben und in die Ohröffnung legen. Den Knochen hinter der Ohrmuschel leicht einölen.

Ohrentzündung-Auflage

Entzündungshemmend

10 ml Johanniskrautöl
- 1 Tropfen *Lavandin*
- 1 Tropfen *Eukalyptus radiata*
- 1 Tropfen *Thymian Linalool*

» Johanniskrautöl leicht erwärmen. 3–5 Tropfen auf ein Wattebällchen geben und auf den Gehörgang legen.

Ohrenauflagen für Kinder

Öhrchenwohl

Bei Schmerzen, ab 2 Jahren

10 ml Johanniskrautöl
- 1 Tropfen *Cajeput*
- 1 Tropfen *Lorbeerblätter*
- 1 Tropfen *Lavandin*

» 3–5 Tropfen der Johanniskrautölmischung auf ein Wattepad geben und im Bereich des Gehörgangs auflegen. Zusätzlich etwas Öl hinter der Ohrmuschel auftragen.

Zwiebelsäckchen

Bei Ohrenschmerzen, ab 4 Jahren

1 Küchenzwiebel, zerkleinert
- 1 Tropfen *Lavendel fein*

» Zwiebelstückchen mit Lavendel mischen, in ein Taschentuch einschlagen und in eine kleine Plastiktüte geben. Mit einer Wärmflasche anwärmen. Das erwärmte Säckchen ohne Tüte auf das schmerzende Ohr legen. Mit Schafwolle bedecken und mit einem Stirnband befestigen.

ANWENDUNGEN BEI FIEBER

WADENWICKEL

Wadenwickel gehören zu den kalten Wickeln und werden als naturheilkundliche Anwendung bei Fieber eingesetzt. Mithilfe der Wickel kann Fieber um ca. 1 °C gesenkt werden. Die Zugabe von ätherischen Ölen, vermischt mit Salz, unterstützt die positive Wirkung der Wadenwickel. Der Klassiker unter den ätherischen Ölen ist *Zitrone*, ev. in Ergänzung mit *Pfefferminze*.

Und so wird es gemacht:
Füllen Sie eine Schüssel mit ca. einem Liter handwarmem Wasser (optimal ca. 1–2 Grad unter der gemessenen Körpertemperatur). Die ätherischen Öle werden zunächst in das Salz geträufelt, dann wird die Mischung dem Wasser zugesetzt. Für den Wickel werden ein Baumwolltuch (Geschirrtrockentuch), ein Handtuch mittlerer Größe und ein größeres Badehandtuch benötigt. Das Baumwolltuch wird im Wasser getränkt, fest ausgewrungen und vom Knie bis zum Fußknöchel um die Wade gewickelt. Das mittelgroße Handtuch wird zum Schutz vor Nässe um das feuchte Baumwolltuch gelegt. Das Badehandtuch dient als weiterer Wickel oder Unterlage. Darauf achten, dass die Füße warm bleiben.

Zitronen-Wadenwickel
Bei Fieber

1 TL Salz
- 3 Tropfen *Zitrone*

Wadenwickel, Kinder
Bei Fieber, ab 3 Jahren

1 TL Salz
- 1 Tropfen *Zitrone*

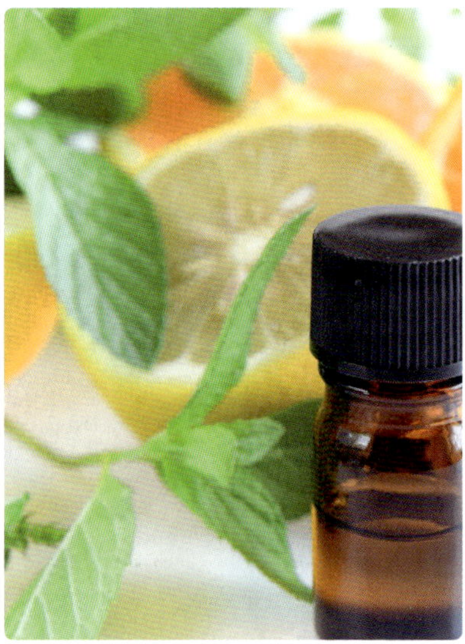

LIPPENPFLEGE

Lippenbalsam

Bei Fieberbläschen (Herpes-simplex-Virus)

25 g Sheabutter
10 Tr. Sanddornfruchtfleischöl
5 Tropfen *Lavendel fein*
2 Tropfen *Ravintsara*

» Sheabutter im Wasserbad sanft erwärmen, Sanddornfruchtfleischöl dazugeben und die ätherischen Öle hineinträufeln. Gut verrühren, in einen sauberen Tiegel füllen und zum Aushärten kühl stellen. Den Balsam immer nur mit einem sauberen Spatel entnehmen.

Fieberbläschen stehen nicht in unmittelbarem Zusammenhang mit erhöhter Temperatur. Es handelt sich um einen ansteckenden Virus, der im Körper schlummert und in der Regel von körpereigenen Abwehrkräften in Schach gehalten wird. Ist jedoch das Immunsystem geschwächt, wie z. B. durch einen grippalen Infekt mit Fieber, kann der Virus in Form von schmerzenden kleinen Bläschen auf den Lippen zum Ausbruch kommen. Ravintsaraöl hat sich nachweislich bei Herpes-simplex-Viren bewährt.

Kühlender Lippenbalsam

Bei Fieber und trockenen Lippen

25 g Sheabutter
4 Tropfen *Pfefferminze*
4 Tropfen *Lavendel fein*

» Sheabutter im Wasserbad sanft erwärmen und die ätherischen Öle hineinträufeln. Gut verrühren, in einen sauberen Tiegel füllen und im Kühlschrank erhärten lassen.

Lippenbalsam Streichelzart

Bei trockenen Lippen, ab 4 Jahren

25 g Bio-Kakaobutter
5 Tr. Sanddornfruchtfleischöl
3 Tropfen *Lavendel fein*
2 Tropfen *Benzoe Siam*

» Sheabutter im Wasserbad sanft erwärmen, Sanddornfruchtfleischöl und die ätherischen Öle dazugeben. Gut verrühren, in einen sauberen Tiegel füllen und in einem kühlen Raum langsam erhärten lassen.

IMMUNSYSTEM STÄRKEN

Die fünf wichtigsten ätherischen Öle:

Zitrone, Latschenkiefer, Ravintsara, Eukalyptus radiata, Lorbeerblätter

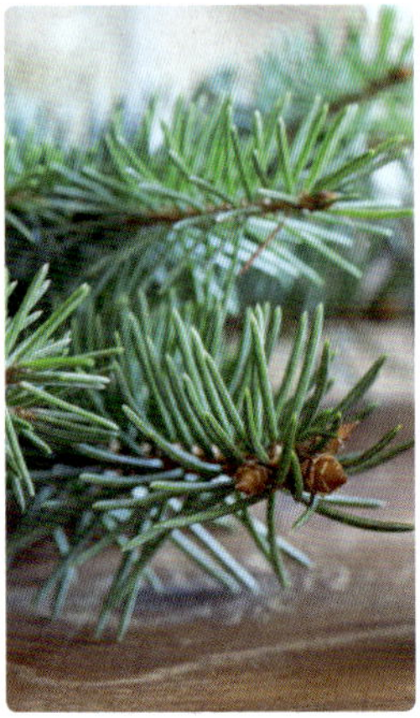

Ausreichend Schlaf, wenig Stress, viel Bewegung, gesunde Ernährung: Das sind die wichtigsten Grundlagen für ein intaktes Immunsystem. Durch Rauchen und übermäßigen Alkoholgenuss wird es dagegen geschwächt.

Wie schon erwähnt, bietet die Aromatherapie viele begleitende Möglichkeiten, um die Selbstheilungskräfte unseres Körpers zu fördern, sodass wir vor Infekten mit Viren und Bakterien besser geschützt sind.

In diesem Zusammenhang möchten wir nachfolgend beispielhaft auf eine sehr angenehme Form der Regeneration eingehen, bei der die entspannende und immunstärkende Wirkung der ätherischen Baumöle eine wichtige Rolle spielt.

Insbesondere japanische Wissenschaftler erforschen seit den Achtzigerjahren die positive Wirkung von Waldaufenthalten auf Körper und Psyche. Forschungsergebnisse zeigen, dass das Eintauchen in die Waldatmosphäre stressreduzierend und immunstärkend wirkt, was u. a. auf die in der Waldluft enthaltenen Monoterpene (α- und β-Pinene) zurückzuführen ist.

Durch die Verwendung monoterpenhaltiger ätherischer Baumöle kann diese wohltuende Wirkung auch nach Hause geholt werden, indem z. B. „Fichtennadeln“-, Latschenkiefer- oder Weißtannenöl durch einen Aroma-Vernebler oder mithilfe eines entsprechenden Raumsprays in der Raumluft verströmt wird.

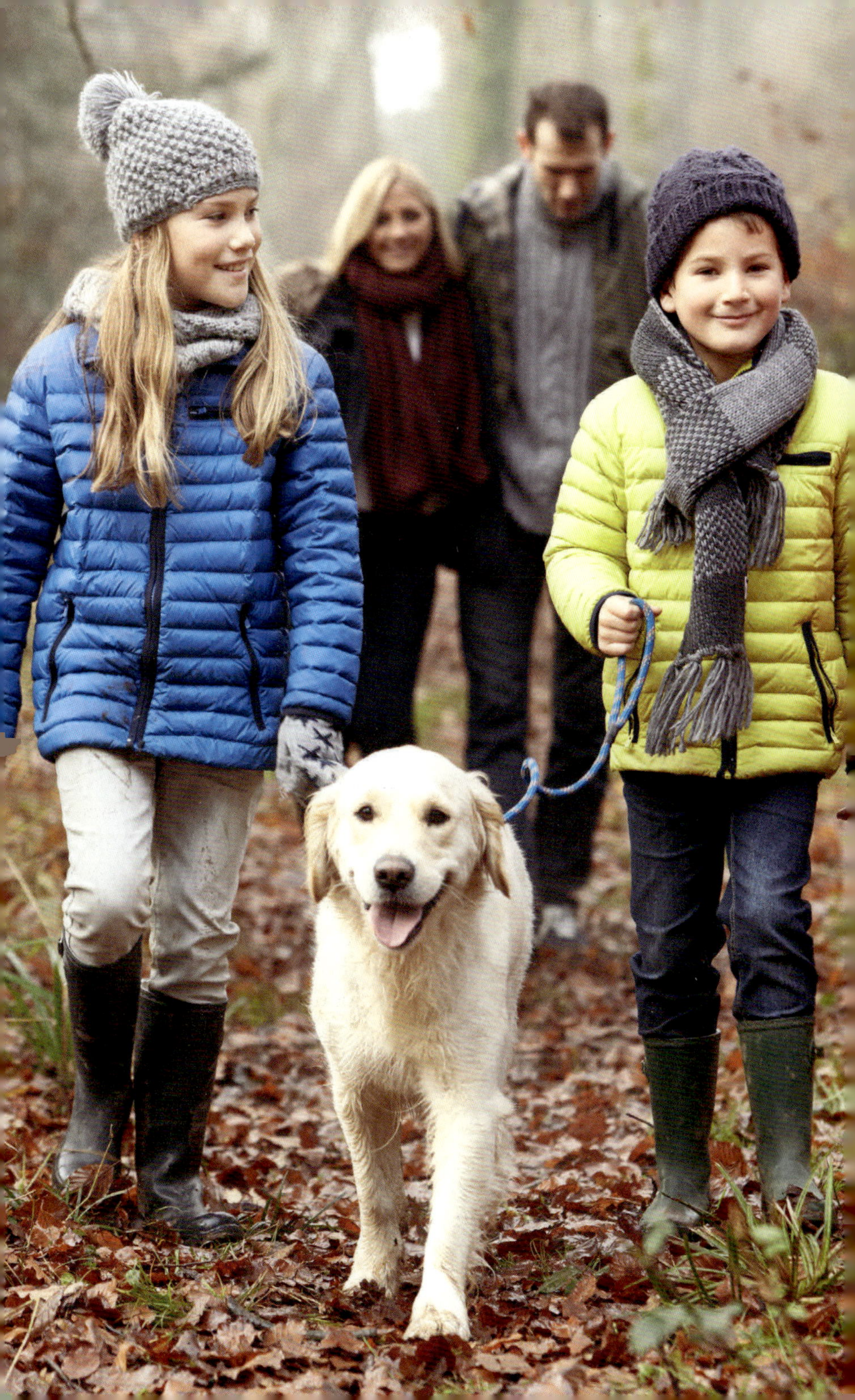

GANZKÖRPER-MASSAGEÖLE

Latschenkiefer-Körperöl

Durchblutungsfördernd und wärmend bei erkältungsbedingten Gliederschmerzen

20 ml Johanniskrautöl
10 ml Mandelöl

- 4 Tropfen *Latschenkiefer*
- 4 Tropfen *Rosmarin Camph.*
- 3 Tropfen *Zitrone*

» Pflanzenöle in ein 30-ml-Fläschchen füllen und die ätherischen Öle hinzufügen. Auf schmerzende Gelenke und betroffene Muskelpartien auftragen.

Latschenkiefer-Massageöl

Immunstärkend und kräftigend

50 ml Mandelöl

- 4 Tropfen *Zitrone*
- 3 Tropfen *Lavendel fein*
- 4 Tropfen *Latschenkiefer*
- 2 Tropfen *„Fichtennadeln"*

» Mandelöl abfüllen und die ätherischen Öle hinzufügen. Nach dem Duschen in die noch feuchte Haut einmassieren.

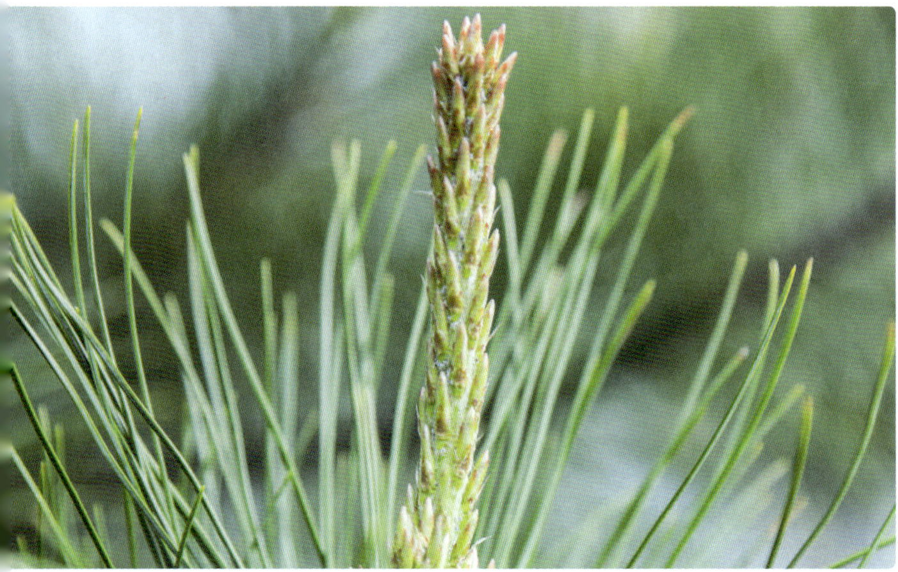

BADEMISCHUNGEN

Ein Bad mit dem Zusatz von ätherischen Ölen dient der Entspannung und fördert die Durchblutung der Haut. Besonders sinnvoll ist ein Bad, wenn die allerersten Anzeichen einer Erkältung sich bemerkbar machen. Ist die Erkältung schon ausgebrochen, sollte nicht mehr gebadet werden, da es den Körper zu sehr schwächt.

Und so wird es gemacht:
Geben Sie die ätherischen Öle in eine Trägersubstanz. Je nach Belieben können dies naturbelassenes Salz, Sahne oder Honig sein. Diese Mischung wird dem einlaufenden Wasser gegen Ende beigemengt. Nach dem Bad sollte ausreichend lang geruht werden, damit sich die Wirkung voll entfalten kann.

Lorbeerbad

Immunstärkendes Vollbad

2 EL Basensalz
- 4 Tropfen *Lorbeerblätter*
- 2 Tropfen *Myrte türkisch*
- 1 Tropfen *Lavandin*

» Ätherische Öle in das Salz geben und gut vermengen. Dem warmen Badwasser zufügen. Die Badezeit beträgt ca. 20 Minuten.

Kinder-Erkältungsbad

Nicht mehr nach Ausbruch eines Infekts, ab 6 Jahren

1 EL Mandelöl
- 3 Tropfen *Cajeput*
- 2 Tropfen *Benzoe Siam*
- 1 Tropfen *Kamille römisch*

» Ätherische Öle in das Öl geben und gut vermengen. Dem warmen Badwasser zufügen.

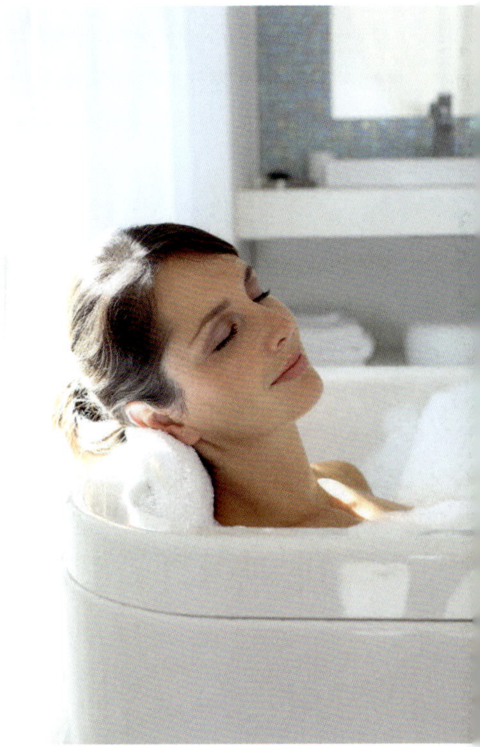

ANSTEIGENDES FUSSBAD

Zeigen sich die allerersten Anzeichen einer Erkältung oder vermuten wir einen Infekt, nachdem wir „durchgefroren“ nach Hause gekommen sind, ist ein ansteigendes Fußbad sinnvoll und wohltuend. Schnell ist eine Schüssel in die Badewanne oder Duschwanne gestellt. Die Wassertemperatur beginnt bei angenehmen 33 °C und wird durch Hinzufügen von heißem Wasser langsam auf ca. 40 °C erhitzt. Nach dem Fußbad werden die Füße getrocknet und eingeölt. Nun darf eine Ruhephase mit hochgelegten Beinen folgen.

„Fichtennadeln“-Fußbad

Erfrischend und abwehrstärkend

1 EL Salz (naturbelassen)

- 3 Tropfen *Zitrone*
- 2 Tropfen *„Fichtennadeln“*

» Die ätherischen Öle in das Salz träufeln und alles miteinander verrühren. Die Mischung in eine große Schüssel geben und mit körperwarmem Wasser auffüllen. Eine Thermoskanne mit heißem Wasser füllen und damit die Temperatur des Fußbads langsam steigern.

FUSSSOHLENÖL

Stärkendes Fußöl

Zur Förderung der Immunkraft

30 ml Mandelöl

- 9 Tropfen *Ravintsara*
- 9 Tropfen *Eukalyptus radiata*
- 3 Tropfen *Lavandin*
- 3 Tropfen *Atlaszeder*

» Ätherische Öle in das Mandelöl träufeln, alles miteinander vermischen. Nach dem Bad Füße und Fußsohlen einreiben.

Füßchenöl, Kinder

Bei einer Erkältung, ab 4 Jahren

50 ml Mandelöl

- 2 Tropfen *Benzoe Siam*
- 2 Tropfen *Cajeput*
- 2 Tropfen *Mandarine rot*

» Ätherische Öle in das Mandelöl träufeln und alles miteinander vermischen. Bei Bedarf einen Tropfen Cajeput zusätzlich.

SAUNAAUFGUSS-MISCHUNGEN

Regelmäßige Saunagänge dienen der Stärkung des Immunsystems, wirken entspannend und tragen zum allgemeinen Wohlbefinden bei. Sobald sich jedoch ein Infekt ankündigt oder sogar schon fortgeschritten ist, sollte die Sauna nicht mehr aufgesucht werden.

Zitrusduft

Erfrischend und stärkend

- 2 Tropfen *Zitrone*
- 3 Tropfen *Lemongrass*
- 1 Tropfen *Latschenkiefer*

» Ätherische Öle für einen Saunaaufguss direkt in die Kelle träufeln.

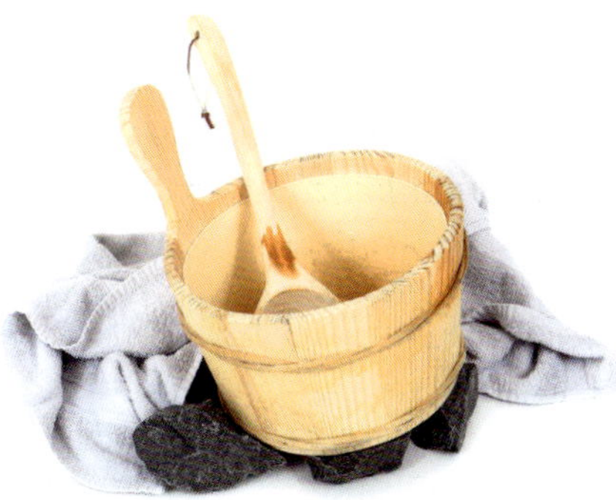

Vorratsmischung Myrtenaufguss

Zur Erkältungsprophylaxe

- 10 Tropfen *Myrte Anden*
- 10 Tropfen *Zitrone*
- 8 Tropfen *„Fichtennadeln“*
- 8 Tropfen *Cajeput*

» Die ätherischen Öle in ein Braunglasfläschchen füllen und dieses mit Mischungsnamen und Datum versehen. Pro Saunagang 2–4 Tropfen der Mischung in einen halben Teelöffel naturreines Salz oder Apfelessig träufeln, vermengen und in die Aufgusskelle geben. Die Vorratsmischung sollte unter 20 °C gelagert werden. Die Haltbarkeit beträgt ca. ein halbes Jahr.

Vorratsmischung Waldduft

Zur Stärkung der Immunkraft

- 8 Tropfen *Zitrone*
- 3 Tropfen *„Fichtennadeln“*
- 3 Tropfen *Latschenkiefer*
- 3 Tropfen *Lorbeerblätter*

» Ätherische Öle in ein Braunglasfläschchen füllen. 2–3 Tropfen der Mischung direkt in die Kelle träufeln. Haltbarkeit siehe oben.

ÖLZIEHEN

Bei einer Erkältung oder einer Zahnfleischentzündung hat sich die Praxis des Ölziehens bewährt. Ölziehen kommt aus der ayurvedischen Heilkunde und wird angewendet, um den Körper vor schädlichen Bakterien im Mund zu schützen. Das Öl kann 5 bis 20 Minuten im Mund hin- und herbewegt und durch die Zähne gezogen werden. Nach der Anwendung kann die nun weißlich gewordene Flüssigkeit in etwas Küchenpapier gespuckt und im Restmüll entsorgt werden. Mit dem Öl wird weder gegurgelt noch wird es geschluckt.

Ölziehen Einzelanwendung

1 EL kaltgepresstes Sesamöl
- 1 Tropfen *Zitrone*

Ölziehen Vorratsmischung

Entgiftend und erfrischend

100 ml kaltgepresstes Sesamöl
- 6 Tropfen *Zitrone*
- 2 Tropfen *Lorbeerblätter*

» Mit einem Teelöffel morgens vor dem Zähneputzen beginnen und die Menge langsam steigern. Die Vorratsmischung im Rahmen einer Kur verbrauchen.

HONIG UND GETRÄNKE AROMATISIEREN

„Fichtennadeln"-Honig

Immunstärkend

100 g Akazien- oder Rapshonig
- 8 Tropfen *„Fichtennadeln"*
- 5 Tropfen *Zitrone*

» Ätherische Öle in den Honig träufeln und alles gut miteinander vermischen. Während der Erkrankung ein Teelöffel des Honigs in eine Tasse Salbei-, Lindenblüten oder Zinnkrauttee einrühren.

Erkältungshonig

Unterstützend und schleimlösend

100 g Akazien- oder Rapshonig
- 3 Tropfen *Zitrone*
- 3 Tropfen *Thymian Linalool*
- 2 Tropfen *Lavandin*

» Ätherische Öle in den Honig geben und alles miteinander vermischen. Einen Teelöffel voll in eine Tasse Salbei-, Lindenblüten oder Zinnkrauttee einrühren.

Manukahonig

Gut gestärkt in herausfordernden Zeiten

100 g echter Manukahonig
- 1 Tropfen *Ravintsara*
- 1 Tropfen *Eukalyptus radiata*
- 1 Tropfen *Lavendel fein*
- 1 Tropfen *Zitrone*

» Ätherische Öle in den Honig geben und alles gut miteinander vermischen. Zur Vorbeugung und während eines Infekts zwei- bis dreimal täglich einen Teelöffel voll in den Mund nehmen, langsam einspeicheln, sodass die Schleimhäute die Wirkstoffe aufnehmen können, danach schlucken.

Zitronenwasser

Erfrischend, den Stoffwechsel anregend

1 l Wasser
½ frische Bio-Zitrone
- 2–3 Tropfen *Zitrone*

» Die frische Zitrone auspressen und das ätherische Zitronenöl in den Saft geben. Das Wasser abkochen und den aromatisierten Zitronensaft hinzufügen.

Ingwerwasser

Immunstärkend

1 l Wasser
3–5 Scheiben Bio-Ingwer
½ frische Bio-Zitrone
- 2–3 Tropfen *Zitrone*

» Ingwerscheiben im Wasser aufkochen und etwas ziehen lassen. Zitronensaft mit Zitronenöl aromatisieren und dazugeben.

Salbeitee

Bei Halsschmerzen

1 Port. Salbeitee
½ l Wasser
½ frische Bio-Zitrone
- 1 Tropfen *Salbei*
- 1 Tropfen *Zitrone*

» Salbeiblätter mit kochendem Wasser aufbrühen. Mit einer Untertasse zudecken und 5 Minuten ziehen lassen. Ätherische Öle in den Zitronensaft geben und dem Tee zufügen. Schluckweise langsam trinken.

SCHUTZ UND HYGIENE

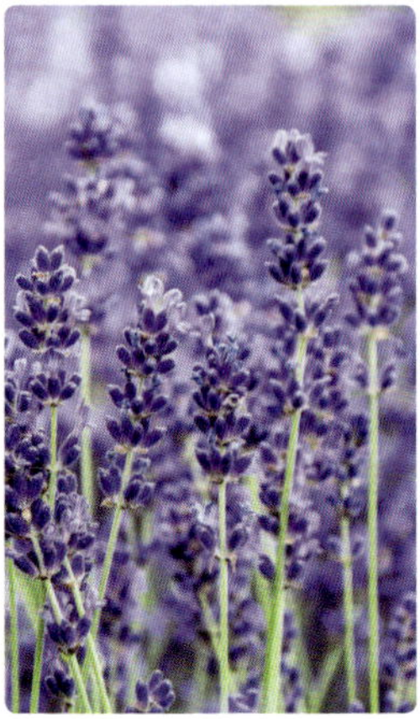

Die fünf wichtigsten ätherischen Öle:

Zitrone, Lavandin, Nelkenknospe, Lemongrass, Thymian Thymol (für Flächen) und Thymian Linalool (Handhygiene)

Die keimreduzierende und desinfizierende Wirkung ätherischer Öle wurde umfangreich wissenschaftlich untersucht und in vielen Studien nachgewiesen. Krankheitserreger können mit ätherischen Ölen nicht nur in der Raumluft (wie ab Seite 66 beschrieben) reduziert werden, sondern auch auf den Händen sowie auf Oberflächen, z. B. Handläufe und Türklinken. Damit wir nicht immer mit den häufig sehr scharfen synthetischen Reinigungs- und Desinfektionsmitteln arbeiten müssen, bieten sich selbst gemachte desinfizierende Handpflege- und Reinigungsprodukte an. Eine der wichtigsten Schutzmaßnahmen vor Viren ist gründliches und regelmäßiges Händewaschen. Die nachfolgenden Rezepturen für Handreinigungsseifen sind mit wirksamen ätherischen Ölen angereichert. Für unterwegs können ein angenehm duftendes Handdesinfektionsspray oder Reinigungstücher verwendet werden. Das Tragen von Gesichtsmasken in Pandemiezeiten ist für viele belastend, aber dennoch eine wichtige Schutzmaßnahme. Die Verwendung ätherischer Öle und Pflanzenwässer können das längere Tragen erleichtern.

Infektionsschützende Maßnahmen sind heute sehr wichtig geworden und gehören zu unserem Alltag. Mithilfe ätherischer Öle können sie angenehm gestaltet werden.

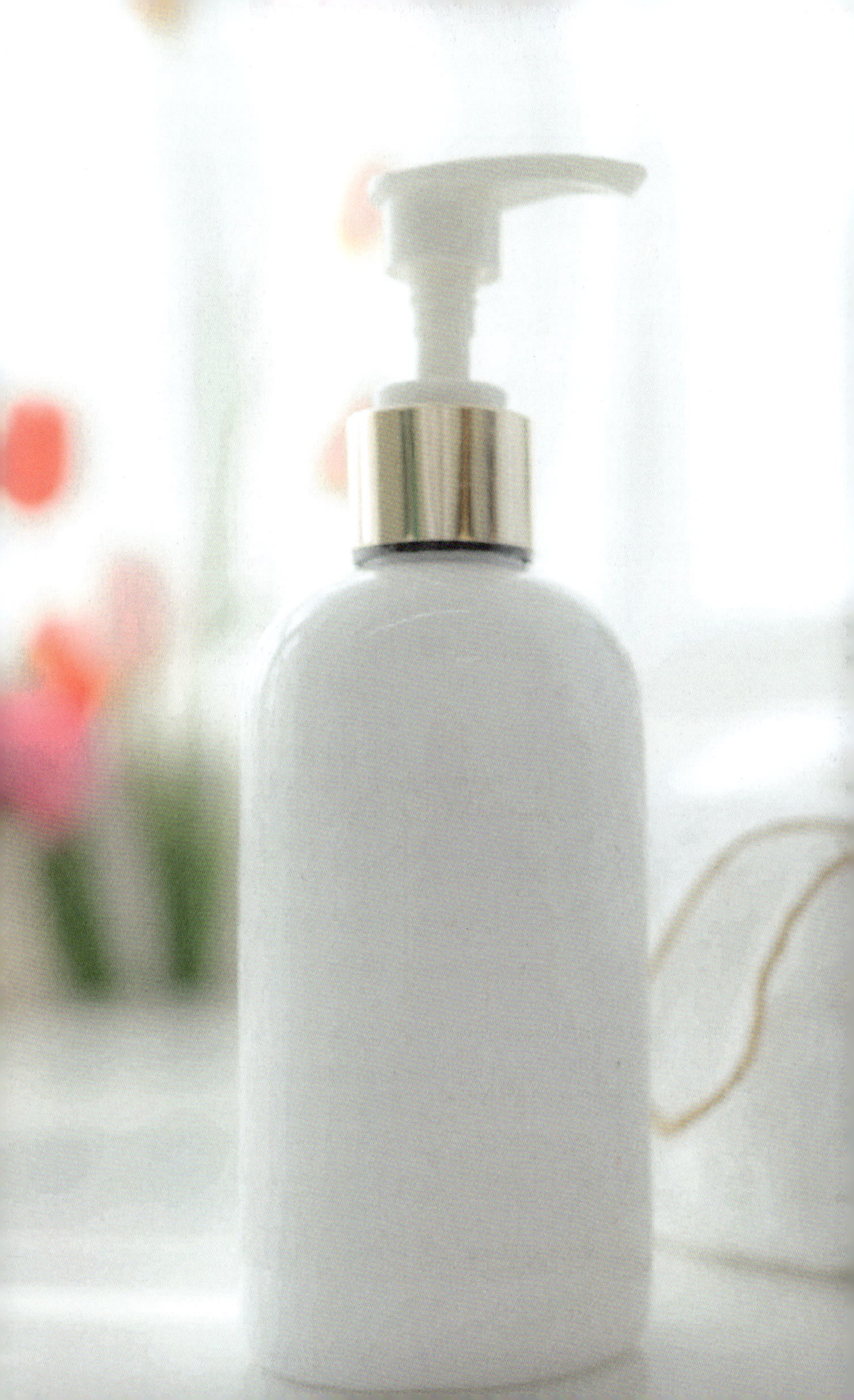

Eukalyptus-Flüssigseife

Vor Keimen schützend

300 ml Bio-Flüssigseife, neutr.
- 15 Tropfen *Latschenkiefer*
- 15 Tropfen *Eukalyptus rad.*
- 5 Tropfen *Thymian Thymol*

» Flüssigseife in einen leeren Seifenspender füllen und die ätherischen Öle hinzufügen. Etwa 30 Sekunden lang die Hände gründlich damit einseifen, auch zwischen den Fingern.

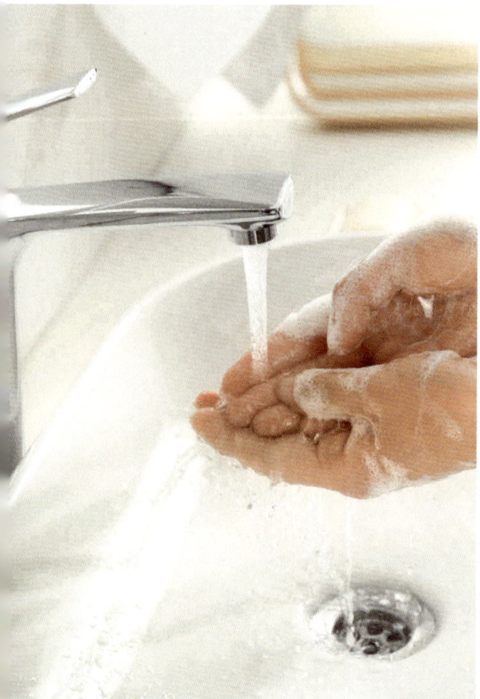

Mandelöl-Hygiene-Handseife

Pflegend und schützend

200 ml Bio-Flüssigseife, neutr.
5 ml Mandelöl
- 25 Tropfen *Lavandin*
- 5 Tropfen *Thymian Linalool*
- 5 Tropfen *Zitrone*

» Flüssigseife in einen leeren Seifenspender füllen. Ätherische Öle mit Mandelöl vermengen und in die Flüssigseife geben.

Lorbeer-Flüssigseife

Starker Keimschutz

200 ml Bio-Flüssigseife, neutr.
5 ml Mandelöl
- 15 Tropfen *Lorbeerblätter*
- 7 Tropfen *Zitrone*
- 3 Tropfen *Nelkenknospe*

» Flüssigseife in einen leeren Seifenspender füllen. Ätherische Öle mit Mandelöl vermengen und in die Flüssigseife geben. Etwa 30 Sekunden lang die Hände gründlich damit einseifen, insbesondere auch zwischen den Fingern.

HANDHYGIENESPRAYS UND -TÜCHER

Lavandin-Hygienespray

Keimschützend

40 ml Weingeist (96 %)
10 ml Lavendelwasser
🌢 15 Tropfen *Lavandin*

» Weingeist in ein 50-ml-Sprühfläschchen füllen. Ätherische Öle dazugeben und mit Lavendelwasser auffüllen. Sehr gut geeignet für die Handtasche und zur Verwendung unterwegs. Auch im Auto sollte ein Handhygienespray immer im Handschuhfach liegen.

Lorbeer-Hygienespray

Stark keimschützend

40 ml Weingeist (96 %)
10 ml destilliertes Wasser
🌢 10 Tropfen *Lorbeerblätter*
🌢 5 Tropfen *Lemongrass*

» Weingeist in ein 50-ml-Sprühfläschchen füllen. Ätherische Öle dazugeben und mit Lavendelwasser auffüllen.

Alkohol-Reinigungstücher

Reinigend, desinfizierend

1 Päckchen Taschentücher
40 ml Weingeist (96 %)
10 ml dest. Wasser
🌢 25 Tropfen *Lorbeerblätter*
🌢 10 Tropfen *Zitrone*

» Ein Spray ansetzen (siehe links). Taschentücher je nach Bedarf mit der Reinigungsflüssigkeit anfeuchten. Sehr praktisch zur Reinigung von Händen und Flächen unterwegs.

Einmalhandtücher

Erfrischend, hautreinigend

1–2 Öko-Einmalwaschlappen
30 ml Rosenwasser
🌢 5 Tropfen *Zitrone*
🌢 3 Tropfen *Myrte Anden*

» Rosenwasser in ein Sprühfläschchen füllen und mit den ätherischen Ölen ergänzen. Den Waschlappen mit sehr heißem Wasser befeuchten. Mehrere Sprühstöße der Rosenwassermischung auftragen. Das Tuch auf das Gesicht legen, einatmen und Gesicht, Hals, Brust und Hände abreiben. Für unterwegs.

Büro-Keimschutzspray 1

Desinfizierend, belebender Duft

40 ml Weingeist (96 %)
10 ml Rosenwasser
- 12 Tropfen *Lemongrass*
- 4 Tropfen *Lavandin*

» Weingeist in ein kleines Sprühfläschchen füllen und die ätherischen Öle dazuträufeln. Nach Bedarf für die persönliche Arbeitsplatzumgebung verwenden.

Büro-Keimschutzspray 2

Desinfizierend, erfrischend

40 ml Weingeist (96 %)
10 ml Orangenblütenwasser
- 5 Tropfen *Zitrone*
- 5 Tropfen *Salbei*
- 3 Tropfen *Lemongrass*

» Weingeist in ein kleines Sprühfläschchen füllen und die ätherischen Öle dazuträufeln. Nach Bedarf für die persönliche Arbeitsplatzumgebung verwenden.

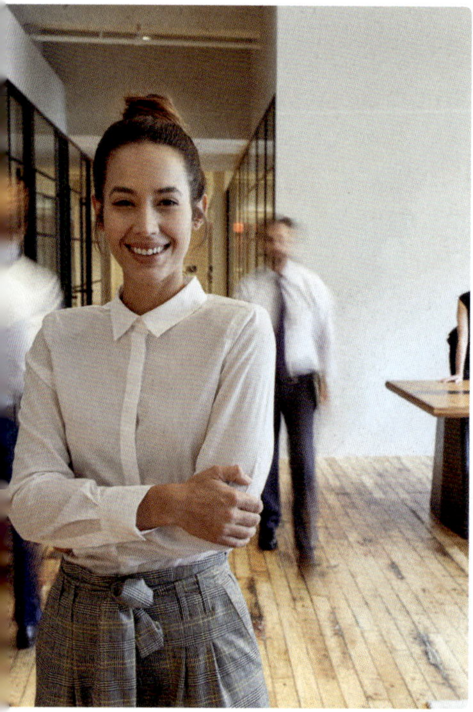

Bad-Hygienespray to go

Desinfizierend

80 ml Weingeist (96 %)
20 ml destilliertes Wasser
- 20 Tropfen *Thymian Thymol*
- 30 Tropfen *Lavandin*

Alternativ:
- 15 Tropfen *Thymian Thymol*
- 10 Tropfen *Rosmarin Camph.*
- 10 Tropfen *Lemongrass*
- 5 Tropfen *Lorbeerblätter*

» Alkohol in ein 100-ml-Sprühfläschchen füllen. Die ätherischen Öle hinzufügen und mit dem Wasser auffüllen. Sehr gut geeignet für unterwegs.

MUNDSCHUTZ

Gesichtsmasken lassen sich recht einfach selbst nähen. Anleitungen finden Sie im Internet. Legen Sie den Stoff doppelt und lassen Sie innen eine Öffnung zum Einlegen eines Wattepads oder Kaffeefilterpapiers. Auf diese Weise kann die Maske sehr gut beduftet werden. Steht Ihnen nur eine einlagige Stoffmaske zur Verfügung, kann diese selbstverständlich auch direkt beduftet werden, z. B. mit einem Tropfen Zitronenöl. Aber bereits ein Tropfen ätherisches Öl pur auf den Stoff gegeben kann für den einen oder anderen Maskenträger schon zu intensiv sein. Bewährt hat sich eine Verdünnung mit destilliertem Wasser oder die Verwendung von Pflanzenwässern, die auf den Stoff gesprüht werden. Vor dem Tragen die Maske hin- und herwedeln und trocknen lassen. Es ist ratsam, zum Wechseln immer eine unbeduftete Zweitmaske dabeizuhaben, falls der Duft zu intensiv oder zu stark wird.

Maskenspray

Keimtötend, belebender Duft

20 ml Weingeist (96 %)
10 ml destilliertes Wasser
💧 1 Tropfen *Zitrone*,
alt.: *Latschenkiefer*, *Cajeput* oder *Eukalyptus radiata*

Pflanzenwasser (Hydrolat)

- Rosenwasser (harmonisierend)
- Lavendelwasser (beruhigend)
- Orangenblütenwasser (erfrischend und belebend)
- Pfefferminzwasser (kühlend)

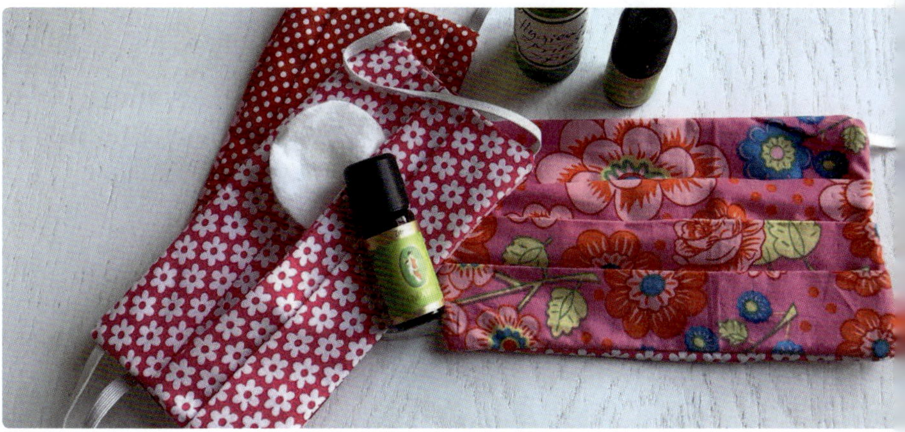

REKONVALESZENZ

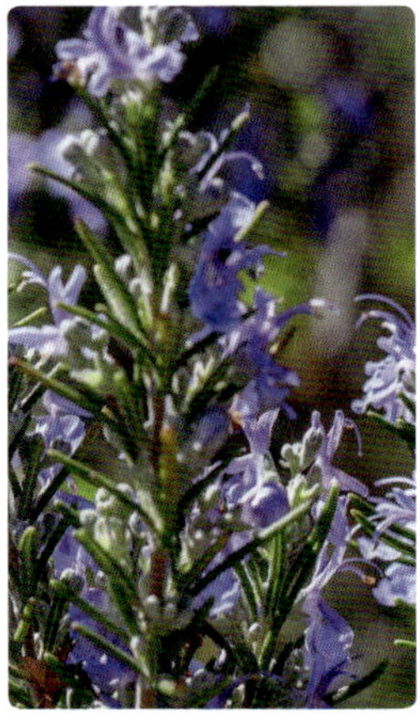

Die fünf wichtigsten ätherischen Öle:

Latschenkiefer, Benzoe Siam, Lavandin, Rosmarin Campher, Angelikawurzel

Ein Infekt dauert in der Regel ein bis zwei Wochen, danach sind die Krankheitssymptome meist abgeklungen. Eine echte Grippe (Influenza) kann den Körper jedoch so schwächen, dass die völlige Ausheilung mehrere Wochen dauert. Häufig zeigt sich dies durch Reizhusten, der einfach nicht besser werden will. Antriebslosigkeit und Müdigkeit können einhergehend auftreten.

Nach einem Infekt braucht der Körper Ruhe und Zuwendung.

Körperöl Lebensenergie

Unterstützend in der Rekonvaleszenzphase

100 ml Mandelöl

- 8 Tropfen *Lorbeerblätter*
- 8 Tropfen *Cajeput*
- 5 Tropfen *Benzoe Siam*
- 3 Tropfen *Rosmarin Camph.*
- 2 Tropfen *Nelkenknospe*
- 1 Tropfen *Angelikawurzel*

» Mandelöl in ein 100-ml-Braunglas-Fläschchen füllen und die ätherischen Öle dazugeben. Nach dem Duschen das stärkende Körperöl in die noch feuchte Haut einmassieren.

Stärkungsöl

Zur Unterstützung der Atmung und der Bronchien

100 ml Mandelöl

- 10 Tropfen *Weißtanne*
- 10 Tropfen *Cajeput*
- 7 Tropfen *Benzoe Siam*
- 5 Tropfen *Lorbeerblätter*

» Mandelöl in ein 100-ml-Braunglas-Fläschchen füllen und die ätherischen Öle dazugeben. Brust und Rücken, Solarplexus und Fußsohlen regelmäßig mit dem Stärkungsöl einreiben. Für den Rücken die Partnerin oder den Partner um Hilfe bitten.

Gemüsesuppe + Würzöl

Energieaufbauende Suppe, appetitanregend

500 g Wurzel- und Blattgemüse

Würzöl Zitrothymol

100 ml Bio-Sonnenblumenöl

- 6 Tropfen *Zitrone*
- 2 Tropfen *Thymian Thymol*
- 2 Tropfen *Rosmarin Camph.*

» Eine Bio-Zwiebel mit Schale in etwas Öl anschmoren. Gemüse klein schneiden, dazugeben und mit kaltem Wasser ablöschen. 2 Stunden köcheln lassen. Einen Teelöffel des Würzöls kurz vor Verzehr der Brühe einrühren und löffelweise langsam essen.

Leberwickel

Entstauend, nach einer längeren Krankheitsphase

1 TL Salz (naturbelassen)

- 3 Tropfen *Rosmarin Campher*
- 3 Tropfen *Lavandin*

» Die Salzmischung in einem Liter warmes Wasser (ca. 40 °C) auflösen. Ein Baumwolltuch darin eintauchen, auswringen und so falten, dass es die Leberregion gut bedeckt. Das Duschhandtuch darüberlegen, um den Bauch wickeln und befestigen; mit einer Wärmflasche die Leberpartie warmhalten. Ca. 20–30 Minuten liegend ruhen. Für eine etwas mildere Variante kann *Rosmarin Campher* durch *Rosmarin verbenon* ersetzt werden.

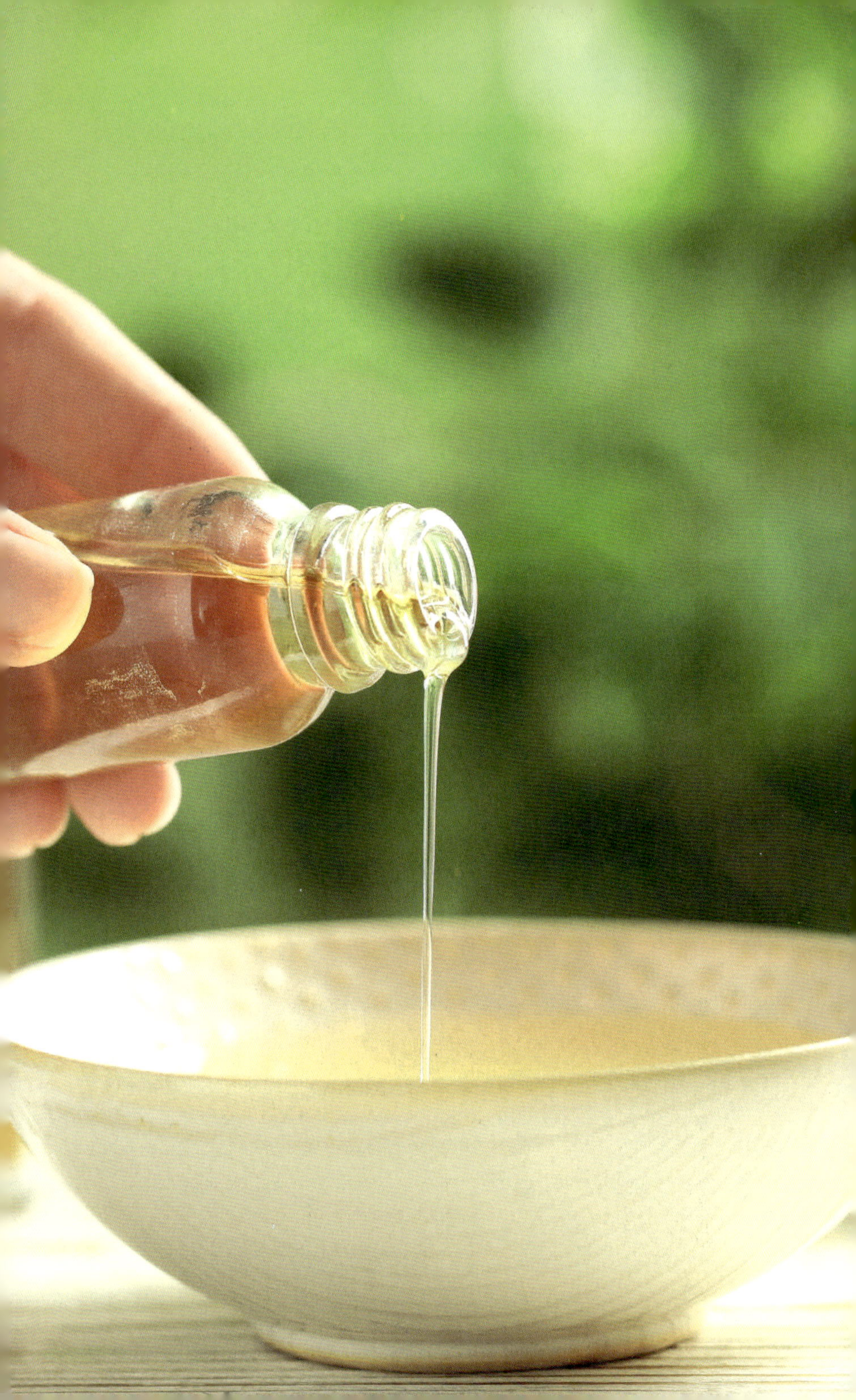

Pflegeöle (fette Öle)

Mandelöl	Basis-Hautpflegeöl: Hautschützend und -beruhigend, entzündungshemmend, juckreizlindernd
Jojobaöl	Lang haltbares Basisöl: Hautschützend, pflegend, entzündungshemmend
Johanniskrautöl	Wärmendes Öl: Schmerzlindernd, durchblutungsfördernd, entzündungshemmend
Aloe-Vera-Öl	Kühlendes Öl bei Hautirritationen: Feuchtigkeitsspendend
Sesamöl	Ausleitendes Öl: Entstauend, entgiftend
Sanddornfruchtfleischöl	Hautregenerationsöl: Antiallergisch, entzündungshemmend, entkrampfend, sehr hautpflegend, immunstärkend. Wird nur in sehr kleinen Mengen verwendet. Vorsicht, färbt!
Schwarzkümmelöl	Immunssystem unterstützendes Öl: Stärkt Haut und Schleimhaut, Schutz vor Feuchtigkeitsverlust, antivirale Wirkung
Kokosöl	Basisöl für Balsame: Hautschützend und beruhigend, kühlend, antivirale Wirkung. Muss zum Mischen im Wasserbad kurz geschmolzen werden.
Sheabutter	Wertvolle Basis für hautpflegende Balsame: Vor Feuchtigkeitsverlust der Haut schützend, hautregenerierend und -beruhigend. Muss zum Mischen im Wasserbad bei ca. 38 °C geschmolzen werden.

Pflanzenwässer (Hydrolate)

Orangenblütenwasser	Hautentspannend, -befeuchtend und -regenerierend, kühlend, psychisch entspannend
Pfefferminzwasser	Kühlend, juckreizstillend, erfrischend
Lavendelwasser	Hautberuhigend, ausgleichend und klärend
Rosenwasser	Entzündungshemmend, harmonisierend

Ätherische Öle und Wirkstoffe

Literaturverzeichnis

Bühring, U.: Lehrbuch Heilpflanzenkunde, Haug-Verlag 2020

Herber, S.; Zimmermann E.: Aromatherapie für Kinder, Ulmer Verlag 2018

Herber, S.; Zimmermann E.: Aromatherapie für Frauen, Joy Verlag 2019

Kettenring, M. M.: Hausapotheke Ätherische Öle, Joy Verlag 2023

Kinadeter H.; Möhring W.; Poppe T.: Bausteine für ein positives Mikroklima, Delphin Verlag 1988

Li, Prof. Dr. Q.: Die wertvolle Medizin des Waldes, Rowohlt Polaris, Reinbek 2018

Primavera Aromaexpert*innen: Fachbuch der Aromatherapie Bd. II u. III, Eigenverlag Primavera Life 2009, 2013

Thumm, A.; Kettenring, M. M.: Waldmedizin, Joy Verlag 2018

Steflitsch, W.; Wolz, D.; Buchbauer G.: Aromatherapie in Wissenschaft und Praxis, Stadelmann Verlag 2013 **Wabner, D.:** Aromatherapie, Urban & Fischer 2011

Werner, M.: Mind-Maps Aromatherapie, Haug Verlag 2011

Werner, M.; Braunschweig, R. v.: Praxis Aromatherapie, Haug Verlag 2020

Zeh, K.: Handbuch Ätherische Öle, Joy Verlag 2023

Zimmermann, E.: Aromatherapie für Pflege- und Heilberufe, Haug Verlag 2018

Fachartikel

Atwood, M.: Erwachsen werden in Quarantäneland, Frankfurter Rundschau 2020, Ausgabe 23/24.5.20

Da Silvia, Joyce; Kelly R.; Baia Figueriredo, Pablo Luis; Byler, Kendall G.; Setzer, W. N.: Essential Oils as Antiviral Agents. Potential of Essential Oils to Treat SARS–CoV–2 Infection: An In–Silico Investigation, International Journal of Molecular Sciences, Int. J. Mol. Sci. 2020, 21, 3426, MDPI AG

Hamm, D.: Aromatogramm als Schlüssel zur „antibiotischen Aromatherapie“, Deutsche Heilpraktiker-Zeitschrift 2007, 1:22–25, Haug Verlag

Hensel, A.; Spiegler, V.; Kraft, K.: Pflanzliche Extrakte gegen virale Infektionen des oberen Rachenraumes, Zeitschrift für Phytotherapie 2020 41:52-54, Georg Thieme Verlag

Primavera Life: Pneumonie-Prophylaxe mit ätherischen Ölen, 2020

Primavera Life: Corona, Hygiene und Aromatherapie in unruhigen Zeiten, 2020

Reichling, J.; Schnitzler, P.; Suschke, U.; Saller, R.: Forschende Komplementärmedizin 2009, 16:79-90

Quellennachweis inhaltsstofflicher Angaben der ätherischen Öle

Alle Angaben über die Zusammensetzung der Inhaltsstoffe der ätherischen Öle wurden, mit freundlicher Genehmigung, von der Firma PRIMAVERA LIFE, Oy-Mittelberg (Abkürzung im Text: PVL), den Autorinnen für diese Veröffentlichung zur Verfügung gestellt.
Anmerkung: Die Zusammensetzung der Inhaltsstoffe ätherischer Öle unterliegt Schwankungen. Abweichungen können sich je nach Charge, Jahrgang und Herkunftsland des Öls ergeben.

Bezugsquellen

Ätherische Öle in Bio-Qualität, Pflanzenöle (fette Öle) und Pflanzenwässer (Hydrolate) sowie Zubehör zur Herstellung der Rezepturen aus diesem Buch erhalten Sie in Apotheken, Naturkostläden, Reformhäusern, Drogeriemärkten und in vielen Online-Shops.
Zur Aromatisierung von Speisen sind lebensmittelzertifizierte ätherische Öle in Bio-Qualität erhältlich.

Bildnachweis

Mit freundlicher Genehmigung:
Umschlag: U1 © iStock.com/pilipphoto
U4 © Shutterstock
Klappe 1. u. 2: © Shutterstock (Grafik)
Klappe 1 Autorinnenbilder:
© M. M. Kettenring, ©Anusati Thumm
Inhalt:
© Primavera Life:
S. 19, 24, 62, 71, 95
© Maria M. Kettenring: S. 117
© Shutterstock: S. 11, 13, 22, 26, 27, 30, 34, 35, 36, 37, 38, 41, 42, 43, 46, 47, 48, 50, 51, 53, 54, 58, 59, 63, 73, 78, 80, 91, 94, 98, 102, 105, 112, 113, 114, 116, 118
© Adobe Stock: S. 7,31, 12, 32 40, 44, 52, 47, 60–61, 77, 81, 104, 106, 107, 109, 121
© Colourbox: S. 8
© istock: S. 4, 86, 87

Impressum

Die in diesem Buch enthaltenen Empfehlungen und Angaben sind von der Autorin mit größter Sorgfalt zusammengestellt und geprüft worden. Eine Garantie für die Richtigkeit der Angaben kann aber nicht gegeben werden. Autorin und Verlag übernehmen keine Haftung für Schäden und Unfälle. Bitte setzen Sie bei der Anwendung der in diesem Buch enthaltenen Empfehlungen Ihr persönliches Urteilsvermögen ein.
Der Verlag Eugen Ulmer ist nicht verantwortlich für die Inhalte der im Buch genannten Websites.

Bibliografische Informationen der Deutschen Bibliothek:
Die Deutsche Bibliothek verzeichnet diese Publikation in der Deutschen Nationalbibliografie; detaillierte bibliografische Daten sind im Internet über://dnb.ddb.de abrufbar.

Wollgrasweg 41, 70599 Stuttgart (Hohenheim)
E-Mail: info@ulmer.de
Internet: www.ulmer-verlag.de
Lektorat: Sabine Zürn, Wasserburg (Bodensee)
Herstellung: Feliza K.-von Beckerath, Oy-Mittelberg
Umschlag-Gestaltung: Verlag Eugen Ulmer
Druck und Bindung: AZ Druck und Datentechnik GmbH, Kempten
Printed in Germany

FSC www.fsc.org MIX Papier | Fördert gute Waldnutzung FSC® C008457

ISBN 978-3-8186-2414-9

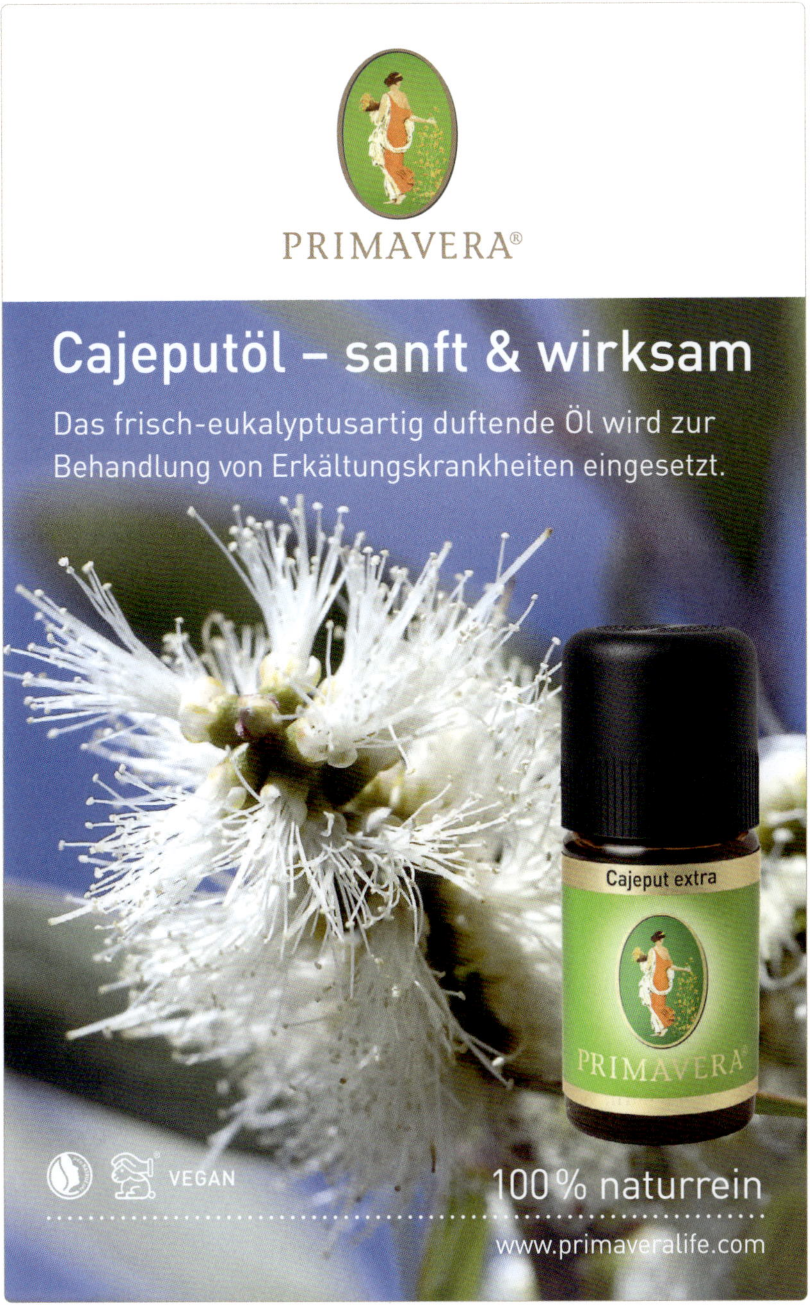
PRIMAVERA®
Cajeputöl – sanft & wirksam
Das frisch-eukalyptusartig duftende Öl wird zur
Behandlung von Erkältungskrankheiten eingesetzt.
Cajeput extra
PRIMAVERA
VEGAN
100 % naturrein
www.primaveralife.com